卓越学术文库 ■

U0502368

河南省自然科学基金面上项目（242300421311）

河南省高校哲学社会科学基础研究重大项目（2025-JCZD-10）

动作协调障碍儿童注意的神经机制研究

DONGZUO XIETIAO ZHANG'AI ERTONG ZHUYI DE SHENJING JIZHI YANJIU

河南省高等学校哲学社会科学优秀著作资助项目

王恩国 著

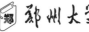

郑州大学出版社

图书在版编目(CIP)数据

动作协调障碍儿童注意的神经机制研究／王恩国著.

郑州：郑州大学出版社，2025.1. --（卓越学术文库）.

ISBN 978-7-5773-0492-2

Ⅰ. R745.1

中国国家版本馆 CIP 数据核字第 2024KG9670 号

动作协调障碍儿童注意的神经机制研究

策划编辑	王卫疆	封面设计	苏永生
责任编辑	刘 莉	版式设计	苏永生
责任校对	张彦勤	责任监制	朱亚君

出版发行	郑州大学出版社	地　　址	河南省郑州市高新技术开发区
出 版 人	卢纪富		长椿路 11 号(450001)
经　　销	全国新华书店	网　　址	http://www.zzup.cn
印　　刷	河南文华印务有限公司	发行电话	0371-66966070
开　　本	710 mm×1 010 mm　1 / 16		
印　　张	14.25	字　　数	221 千字
版　　次	2025 年 1 月第 1 版	印　　次	2025 年 1 月第 1 次印刷

书　　号	ISBN 978-7-5773-0492-2	定　　价	72.00 元

本书如有印装质量问题,请与本社联系调换。

前　言

　　动作是人类重要的基本能力之一，也是个体进行社会实践活动不可缺少的重要工具。儿童早期的动作协调与认知发展密切相关。Piaget 认为，由遗传所驱动的动作协调与认知能力发展是密不可分的。儿童动作技能的发展是通过探索和了解外界环境而获得，并导致越来越多的认知结构改变。动作技能的发展，引起认知观念的形成和分化，认知观念的发展反过来又会影响儿童的动作技能、学习成绩和对环境的操控能力。由此可见，个体早期的认知发展是通过动作发展不断建构起来的，伴随儿童感知运动、动作图式的形成，儿童的认知能力得到快速提升。反过来，个体早期的动作障碍影响其认知发展，认知发展迟缓又制约了动作协调的发展。动作协调障碍的神经机制研究是目前认知心理学、脑科学等多学科探讨的重要问题。本书借助脑成像技术，以动作协调障碍的视空间注意信息加工这一核心共性缺陷的神经机制为切入点，深入探讨动作协调障碍儿童注意的神经机制。通过探索导致动作发展迟缓的神经机制缺陷，揭示儿童的动作发展与认知发展的关系这一重大心理学前沿课题。

　　本书共分 9 章，第 1 章在介绍动作协调障碍的概念及诊断的基础上，进一步梳理国内外动作协调障碍相关研究的进展。第 2 章采用行为实验方法初步探讨动作协调障碍儿童的注意品质特点。第 3 章采用事件相关电位（event-related potential，ERP）技术，探讨动作协调障碍儿童视空间注意保持的神经机制。第 4 章采用固定位置中心线索提示范式，探讨动作协调障碍儿童视空间注意范围的神经机制。第 5 章采用中心线索提示范式，分别探讨动作协调障碍组和对照组儿童在视空间注意转移方位一致和不一致条件下的注意提示效应,以及动作协调障碍儿童视空间注意转移的神经机制。第6章采用双任务范式,探讨动作协调障碍组儿童与对照组儿童在同一时间内把有限的注意资源分配到不同任务上的能力差异及其神经机制。第7章采用跨通路延迟反应实验范式,探讨动作协调障碍组和对照组儿童在视空间前注意加工阶段所诱发的失匹配负波(MMN)波幅和潜伏期特征,通过比较MMN的差异,探讨动作协调障碍儿童视空间信息自动加工的特点。第8章采用负启动实验范式,通过比较动作协调障碍组和对照组儿童视空间抑制信息加工中所诱发的脑电成分差异,揭示动作协调障碍儿童视空间注意选择性加工的特点。第9章进一步探讨动作协调障碍组和对照组儿童在注意瞬脱的特点。通过上述研究全面系统地探讨动作协调障碍儿童视空间注意信息加工的神经机制特点,有利于从理论上进一步揭示儿童的动作协调与认知神经发展的内在关联。

本书不仅从理论上澄清动作协调障碍与其他发育性障碍之间的关系,而且能促进人们对大脑早期发育与动作发展之间关系的认识,为动作协调障碍儿童的早期识别、干预与矫正提供科学的理论指导。本书可作为心理学研究生、中小学教师、学生家长及心理学爱好者的参考用书。

编　者
2024 年 7 月

目　录

第 1 章

动作协调障碍研究概述

1.1 动作协调障碍的概念及诊断

1.1.1 动作协调障碍的概念

动作协调障碍(developmental coordination disorder,DCD)是一种特殊的动作学习困难,其主要特征为动作协调存在明显缺陷。《中国精神障碍分类与诊断标准》(第三版)和美国精神病学会的《精神障碍诊断与统计手册》(第四版)把动作协调障碍定义为动作协调失衡,其显著特征为:肌肉协调能力有明显缺陷,协调障碍并非由偏瘫、大脑性瘫痪或肌肉性失养症等医学上的原因所引起,是一种典型的发育缺陷。本研究采用世界卫生组织《疾病和有关健康问题的国际统计分类:第十次修订本》(ICD-10)对动作协调障碍的定义:儿童在精细和粗大动作任务中,动作协调能力显著落后于其年龄和智力所预期的水平,通常与某种程度的视空间信息加工缺陷有关,动作协调障碍主要表现在儿童发育早期,其高发年龄在 3~11 岁。不同国家报道的动作协调障碍的发病率为 5%~15%,从性别看,男孩动作协调障碍的发病率高于女孩。

理论上,动作协调与认知发展存在密切关系,这种观点可追溯到 Gesell (1934)的成熟理论,他从生物学的视角假设个体的身体、动作与认知能力是协调发展的,并最终由生物倾向所决定。ICD-10 明确指出,动作协调障碍的动作缺陷与视空间信息加工、特定神经功能受损有关。心理学、神经电生理等多领域研究提示,早期精细动作技能发育可能与脑认知发育进程存在时间和空间的重合,认知神经加工缺陷可能是动作协调障碍的深层原因(Alloway et al.,2008)。

已有大量文献指出动作协调障碍儿童的信息处理系统受损,在视觉-知觉、注意力、计划或工作记忆、学习缺陷等认知功能上存在障碍(Asonitou et al.,2012;Ricon,2010;Wilson et al.,2003)。新的认知运动技能的习得和认知自动化实证研究表明,动作协调障碍儿童在执行功能方面有特定缺陷(Alloway et al., 2010; Leonard et al., 2015; Michel et al., 2011; Piek et al., 2004)。动作协调障碍组儿童与对照组比较,其在工作记忆、计划、监测和错误检测、注意力、抑制能力等方面表现较差,甚至无法完成难度较高的任务。Gilger 和 Kaplan(2001)提出,动作协调障碍、阅读障碍、注意力缺陷的症状均反映了相同的潜在脑区缺陷,与大脑生长发育中断时间、中断位置、中断严重程度而造成的多种行为症状和缺陷有关,被称为"非典型脑发育"。

由于动作协调障碍儿童的神经解剖学基础尚不明确,对潜在神经病理学的推测可以用注意认知解剖学的理论解释。运动协调障碍与低级知觉功能机制密切相关,特别是与视空间信息处理机制相关(Tsai et al.,2008;Wilson et al.,2010)。已有研究在神经心理学领域的基础上使用内源性和外源性视空间注意范式(Tsai et al.,2009;Wilson et al.,1999)、经典西蒙任务范式(Tsai et al.,2009)和视空间线索靶刺激范式(Wilmut et al.,2013)探究运动障碍儿童注意缺陷的潜在机制。

1.1.2　动作协调障碍的诊断

迄今用于动作协调障碍筛查的主要手段有加拿大 Wilson 等人(2000)编制的动作协调障碍问卷(developmental coordination disorder questionnaire)和儿童运动协调能力成套评估工具(movement assessment battery for children,M-ABC)。

1.1.2.1　动作协调障碍问卷

动作协调障碍问卷是目前国际上公认的最佳筛查问卷,具有较高的临床意义。该问卷适用人群为 5~15 岁儿童,是由家长填写,用于识别动作协调障碍儿童,具有极大的便宜性。

该问卷共有 17 项测试项目,后 5 项为反向计分。问卷总分低于 48 分的儿童为动作协调障碍儿童;总分在 49~57 分为可疑动作协调障碍儿童;总分高于 58 分为正常儿童。该问卷有运动控制技能、精细运动技能/书写技能、整体协调性技能 3 个因子,可以反映动作协调障碍儿童运动技能困难。心理测量学研究分析显示,该问卷总体敏感性为 84.6%,特异性为 70.8%。以往诸多研究表明,动作协调障碍问卷可用于运动发育的流行病学临床实践及研究,被翻译成多种语言,有跨文化的研究的意义。但其在实际应用中依然可能存在一些假阳性,因此建议在今后研究中对该问卷进行多次筛查检验,有条件时可以对筛查出的儿童进行进一步的诊断性评测。

1.1.2.2　儿童运动协调能力成套评估工具

M-ABC 也是常用的诊断评定动作协调障碍的标准工具,国际上将 M-ABC 判定为儿童运动能力是否低于正常水平的"金标准"(Henderson et al.,1992)。M-ABC 的信度和效度已在多项研究中得到证实(Asonitou et al.,2012;Kourtessis et al.,2008)。M-ABC 共包含 4 个年龄组(4~6 岁、7~8 岁、9~10 岁、11~12 岁),每一年龄组中有 8 个测试项目,分别用于测试儿童的手操作灵巧度、球类运动技巧及静/动态平衡能力。测试得到的原始分数需要按照 M-ABC 的使用手册转化为标准分。如何界定动作协调障碍见第 2 章。M-ABC 总分越低,说明儿童的运动能力越好。国内已有多项研究证明 M-ABC 具有良好的信度和效度,该测试被多个国家翻译使用,亦有满意的临床测量学特性。需要注意的是,即使儿童在发育早期就会出现动作协调障碍,但从诊断工具局限性方面考虑,在现阶段该领域不主张将 5 岁以下儿童诊断为动作协调障碍。

1.1.2.3　动作协调障碍的诊断标准

《精神障碍诊断与统计手册》(第四版)诊断动作协调障碍的标准:①协调性运动技能的获得和使用显著低于基于个体的生理年龄和技能的学习及使用机会的预期水平,其困难的表现为动作笨拙(如跌倒或碰撞到物体)及运动技能的缓慢和不精确(如抓一个物体,用剪刀或刀叉,写字,骑自行车,参加其他体育运动);②诊断标准中的运动技能缺陷显著地、持续地干扰了与生理年龄相应的日常生活的活动(如自我照顾和自我维护),以及影响了学业/学校的成绩、就业前教育和职业活动、休闲、玩耍;③症状发生于发育早期;④运动技能的缺陷不能用智力障碍(智力发育障碍)或视觉损害来更好地解释,也并非由于某种神经疾病影响了运动功能。

排除标准:①有合并症,如发育性言语与语言障碍等;②被诊断为认知、心理、情绪、神经或其他运动障碍;③存在可能影响平衡的重要先天性障碍,如肌肉、骨骼,视觉,前庭或其他感觉运动障碍;④接受康复服务;⑤无法遵循评估员的指示。

1.1.3 动作协调障碍的合并症

许多研究表明,动作协调障碍常伴发其他障碍,如注意缺陷多动障碍(attention deficit hyperactivity disorder,ADHD)、阅读障碍(RD)和语言发育迟缓(Dewey et al.,2002)。Kadesjo 和 Gillberg(1999)发现,将近50%的动作协调障碍儿童符合 ADHD 儿童的诊断条件,可见这2种障碍共病率很高。同时临床研究发现,50%诵读困难学龄儿童存在动作协调问题。Kaplan 等(1998)发现,单纯的某种障碍反而是例外而非常规,动作协调障碍通常伴有多种障碍。其在对115名儿童研究中发现,只有53名儿童是纯粹的某种障碍,如动作协调障碍、ADHD、RD;62名儿童存在并存障碍,其中23名儿童表现为各方面都存在困难。而 Rasmussen 和 Gillberg 认为,动作协调障碍表现越严重,其与其他障碍的共病程度越高。随着各类障碍共病率的增加,Kaplan 等人认为动作协调障碍、RD、ADHD 的特征表现可能是相同潜在脑发育不足的反映,即非典型脑发育(atypical brain development,ABD);而Gillberg 则对注意、动作和知觉进行了大量的研究,以论证它们之间的关系,并且提出了注意力缺陷、运动技能障碍、知觉障碍综合征(DAMP)的概念。近年来,探讨动作协调障碍与其他障碍的共病研究引用了自动化假说(the automatization deficit hypothesis),尽管到目前还没有证据证明动作协调障碍儿童存在自动化缺陷。

1.1.3.1 发育性语言障碍

患有发育性语言障碍(developmental speech and language disorder,

DSLD)的儿童在言语和语言方面的表现均低于平均水平,且从生理、心理、情感或环境方面考虑并没有合理解释,他们中的一些人在运动技能的多方面表现出困难(Visscher et al.,2007),包括手眼协调能力(Estil et al.,2003)和持球平衡技能(Bishop et al.,1992)等。

关于 DSLD 合并动作协调障碍的研究,目前主要集中于学龄前儿童(Webster et al.,2005),其原因在于儿童发育会受到遗传、文化、环境等多种因素的影响,因此运动障碍合并言语/语言障碍在不同的国家可能表现方式不一样(Cheng,2009)。在众多研究中,患有 DSLD 的儿童中同时存在动作协调障碍的比例与患有动作协调障碍的儿童中同时存在 DSLD 的比例相差很大,从20%到71%不等(Visscher et al.,2007;Webster et al.,2006)。

1.1.3.2　注意缺陷多动障碍

动作协调障碍和注意缺陷多动障碍(ADHD)均属于神经发育障碍,ADHD 在儿童群体中普遍存在,约有6%以上的儿童受到影响(Blank et al.,2012)。在已发现的动作协调障碍和 ADHD 确诊儿童中,有多达50%的儿童同时存在两种神经发育障碍(Marti et al.,2006;Moreno-De-Luca et al.,2013;Pieters et al.,2012;Williams et al.,2013),并且两者都存在神经心理学缺陷、学业困难、行为问题等,导致社会和心理健康方面的长期问题(Able et al.,2007;Lingam et al.,2012),且患有动作协调障碍和 ADHD 的儿童同时存在认知执行功能障碍(Castellanos et al.,2006;Leonard et al.,2015;Wilson et al.,2017)、社会心理学问题(Cairney et al.,2013;Cocks et al.,2009;Dewey et al.,2002;Rasmussen et al.,2000;Riley et al.,2006)和较差的学术能力(Harpin,2005;Kirby et al.,2007;Zwicker et al.,2012),患有动作协调障碍和 ADHD 的儿童在核心执行功能中都有反应抑制的缺陷(Diamond,2013;Lehto et al.,2011;Miyake et al.,2000),并且这些缺陷与大脑前纹状体-丘脑-顶叶通路功能障碍有关(Hart et al.,2012;Querne et al.,2008)。患有动作协调障碍和 ADHD 单一或合并症患儿,其特定的神经网络会导致运动不良和注意力发展缺陷,从共病症、症状学和共有或相似的病因学角度看,他们存在的障碍可能具有一致性。

1.1.3.3　孤独症谱系障碍

孤独症谱系障碍(autism spectrum disorder,ASD)是一种多系统神经发育障碍,其特征是社交能力的初级缺陷、高度重复和受限的行为和兴趣。多项研究显示,ASD 患儿在基本运动表现标准化测试中的得分低于正常发育儿童(Ament et al.,2015;Barbeau et al.,2015)。ASD 儿童存在运动障碍,如在模仿、口头命令和使用工具时熟练的运动序列/手势的表现受损,这不能全部属于基本的感知运动缺陷(Carmo et al.,2013;Srinivasan et al.,2013)。虽然在 ADHD 和动作协调障碍的儿童中均发现基本的粗大和精细运动技能的缺陷,但运动序列/手势的障碍似乎是孤独症特有的(Dewey et al.,2007;MacNeil et al.,2012)。总的来说,有相当多的证据表明 ASD 儿童在日常生活中存在明显的动作协调障碍。

1.1.3.4　动作协调障碍研究的意义

(1)有利于阐明儿童的动作与认知神经发展的内在关系。动作是人类重要的基本能力之一,也是个体进行社会实践活动不可缺少的重要工具。儿童早期的动作发展与认知发展密切相关。一方面,个体早期的认知发展是通过动作发展不断建构起来的,伴随儿童的感知运动及动作图式的形成,儿童的认知能力得到快速提升。另一方面,个体认知发展的程度,制约动作技能的习得。反过来,个体早期的动作障碍影响其认知发展,认知发展的迟缓又制约了动作的协调发展。本研究以动作协调障碍儿童视空间注意信息加工的神经机制为切入点,通过探索导致动作发展迟缓的神经机制,揭示儿童的动作发展与认知发展的关系这一重大心理学前沿课题。

(2)有助于儿童身心和谐发展。提高处境不利儿童的心理健康水平,促进全民身心和谐发展符合国家政治、经济发展的需要。动作协调障碍是一种与动作技能有关的特殊性发育缺陷,主要表现在动作计划和执行过程中的感觉统合失调,这种障碍不仅会导致儿童动作发育迟缓,影响其认知能力的提高,而且会导致儿童参与社会性活动减少,影响其社会交往能力和社会认知的发展,进而诱发其他心理健康问题。而解决这一问题的关键是探索导致儿童早期动作协调障碍的神经机制缺陷,进而促进儿童身心健康协调发展。认知神经科学的兴起与脑成像技术的发展,使研究者从信息加工和认知神经科学的视角探讨造成动作协调障碍的内在原因成为可能。实践上,该领域研究成果能够促进人们对动作协调障碍本质及规律的认识,有助于早期发现和鉴别动作协调障碍儿童,帮助动作协调障碍儿童提高动作技能、学习成绩和生活质量。因此,本研究符合《"健康中国 2030"规划纲要》中提出的"加大对重点儿童心理问题的早期发现,切实提高心理干预能力和水平"的要求。

(3)有利于动作协调障碍儿童的早期甄别与矫正。与其他发育性障碍(语言障碍、孤独症、抑郁症、阅读障碍和注意缺陷障碍等)比较,动作协调障碍的发病率最高。由于国内外相关研究起步较晚,家长与教师对动作协调障碍的认知及重视程度最低。随访中发现,有 85% 的家长并不了解儿童早期的动作发展迟缓对其认知能力发展的严重影响。同时,由于动作协调障碍儿童没有明显的语言和社会认知能力缺陷,最容易被家长疏忽。有 68% 的家长认为,动作笨拙不是发育性障碍,孩子的动作协调能力会随着年龄的发展自然得到提高,无须进行干预。这种状况导致大量该类儿童被漏诊,直接影响了对此类障碍的早期甄别和干预,而早期识别与干预对动作协调障碍的矫正至关重要。因此,本研究旨在从理论上澄清动作协调障碍与其他发育性障碍之间的关系,以促进人们对大脑发育与动作发展之间关系的认识,为动作协调障碍儿童的早期识别、干预、矫正提供科学的理论指导。

1.2　国内外动作协调障碍相关研究概述

1.2.1　国外动作协调障碍相关研究

相对于其他类型的发育性障碍,动作协调障碍的相关研究起步较晚。早期研究主要集中在视觉加工领域。Lord 等(1994)研究发现,动作协调障碍的基本视觉加工过程无明显缺陷,其视敏度与锐敏度完好,也未发现视觉皮质到中枢传导通路的明显缺陷。Henderson(1998)在随后的研究中发现,动作能力发展与视空间注意发育存在关联。Wilson 等(1998)通过元分析发现,动作协调障碍儿童存在广泛的信息加工缺陷,尤其在视空间和跨通路信息加工上缺陷更明显。随后,动作协调障碍研究扩展至动觉、跨通道知觉、反应选择和动作计划等更广泛的领域。Miller 等(2001)研究发现,不同程度的动作协调障碍存在类似的知觉-动作缺陷。Hill 等(2001)研究发现,动作协调障碍与学习困难、行为和言语等其他发育性障碍并存。Getchell(2005)进一步研究发现,动作协调障碍可能是由视空间注意缺陷、反应迟缓、计划缺陷和理解困难等一系列认知障碍导致的,视空间注意功能可能是动作协调障碍的共性缺陷及深层原因。上述基于行为数据得出的研究结论,仍需更多神经机制相关研究的支持。

随着研究的不断深入,动作协调障碍的研究领域扩展至注意、工作记忆、执行功能等高级认知加工过程。有研究发现,动作协调障碍患者存在普遍的工作记忆缺陷(Williams,2008;Alloway et al.,2007)。工作记忆的核心成分为执行功能,在随后的研究中,动作协调障碍的认知加工更多集中在执行功能的探讨上(Fuster,2008)。Murray 等(2009)通过大样本纵向研究发现,执行功能是影响动作发育的重要因素。随后,他们从大样本群体中随机抽取有代表性的子样本进行后续的影像学[磁共振成像(MRI)]研究。结果表明,早期的动作发育与成年前动作皮质灰质密度增加、纹状体及小脑发育程度有关,并在同一时间伴随额叶白质密度增加,额叶是注意和执行功能的神经基础,影像学结果再次印证了注意和执行功能对动作发展的重要性。有趣的是,动作协调障碍在工作记忆的其他两个子成分存在选择性缺陷,其语音回路是完好的,而视空间模板缺陷明显。执行功能与视空间模板的功能类似于视空间注意,该结果进一步支持了动作协调障碍可能存在视空间注意缺陷的假设。与上述研究结果类似,Roebers 等(2011)研究发现,在个体发育早期,动作技能对视空间注意的依赖性更明显。随后,Rigoli 等(2012)采用横断研究发现,儿童的动作协调能力和视空间注意之间存在显著重叠,体现在动作灵活性和抑制能力的高度相关。他们据此认为,注意中的抑制能力是调节动作技能和学业成就之间的中介变量。然而,上述研究没有控制智力因素,因此不能排除个体差异是否由智力因素导致。

随后的系列研究均发现,动作协调障碍儿童存在不同程度的视空间注意缺陷。Davis(2011)采用横断面研究发现,视空间注意与动作成绩呈正相关。Rhemtulla 等（2011）在控制了年龄、性别等有影响力的背景因素后发现，动作技能个体差异的 42% 变异可以由视空间注意来解释，由此，他们提出了视空间注意和动作能力的共同因素理论。Roebers 等（2018）采用大样本纵向研究，探讨儿童早期视空间注意和动作发展的关系，交叉滞后关系检验发现，视空间注意在动作-认知链接通路中扮演着重要角色。然而，该研究缺乏大脑成熟指标信息，因此，不能排除其他因素的解释。同时，上述研究侧重于视空间注意加工的行为指标，大脑神经影像学的证据仍然不足。

随着脑成像技术的发展，国外研究者开始关注动作协调障碍的脑机制特点。Marien 等（2014）采用 MRI 技术，发现一个 19 岁的动作协调障碍患者的小脑功能受损的个案。Kashiwagi 等（2015）在 MRI 研究中采用摇杆跟踪任务探讨被试视空间注意特点，结果发现，与对照组（正常发育组）比较，动作协调障碍儿童左侧后顶叶皮质和中央后回脑区的激活程度降低。随后，Zwicker 等（2015）使用功能磁共振成像（fMRI）技术，采用跟踪任务探讨动作协调障碍组儿童和对照组儿童的大脑激活情况。结果发现，两组儿童在行为数据上没有显著差异；而血氧水平依赖（BOLD）信号表明，与对照组比较，动作协调障碍组儿童在右小脑Ⅰ、左小脑小叶Ⅵ和Ⅸ、双侧顶下小叶、右额中回的激活程度较低，二者存在显著差异。该结果进一步证实，动作技能与视空间注意受损存在密切关系。该研究尽管受到样本较小（动作协调障碍组和对照组均为 7 人）的限制，却开创了动作协调障碍的脑成像研究的先河。Hyde 等（2019）采用 fMRI 探讨动作协调障碍儿童的神经缺陷时也发现，与对照组比较，动作协调障碍组儿童的前额叶皮质、右额下回、颞顶交界区域、左侧后小脑的激活程度降低。然而，这些区域对运动技能学习效果的影响目前尚不明确，对该研究结果的解释仍然需要更多实验验证。近年来，研究者（Macdonald，2016；Lawerman，2020）采用静息态功能磁共振成像（resting-state fMRI）技术探讨动作协调障碍的神经机制，结果发现，与对照组比较，动作协调障碍组儿童表现出类似的神经连接功能受损，其功能缺陷主要表现在初级运动皮质和双侧额上回、角回、杏仁核、苍白球等多个脑区之间，结果提示，动作协调障碍儿童可能存在视空间神经功能连接缺陷。由于这些区域与动作学习功能存在密不可分的联系，因此，这些功能区域是否影响动作协调障碍者的动作发展,需要今后研究给予更多关注。同时,上述神经机制研究采用的技术手段主要集中在 fMRI,该方法的最大特点是空间分辨率较高,有利于探讨特定脑区激活,然而视空间信息加工的时间进程特点尚不清晰。

1.2.2　国内动作协调障碍相关研究

在国内,动作协调障碍的研究刚刚起步,早期研究主要集中在发病率上。邵宝(2011)调查了上海市 7 ～ 12 岁儿童动作协调障碍人口学特点,结果发现,上海市 7 ～ 12 岁儿童动作协调障碍的总发病率为 15.9%。刘晓等(2012)调查了南京市区幼儿园 4 ～ 6 岁儿童动作协调障碍的发病率及影响因素,结果发现,南京市区幼儿园 4 ～ 6 岁儿童动作协调障碍的发病率高达 24.7%,显著高于其他研究。管萍等(2019)调查发现,无锡市学龄前儿童动作协调障碍的发病率为 11%。导致上述结果偏差的原因可能与不同研究所使用的测量工具及诊断标准存在差异有关。同时,上述研究尚未涉及发病机制这一核心问题。另外,我国目前仍没有诊断常模,动作协调障碍的总体发病率尚不清楚。孟祥芝等(2003)采用个案研究,证实动作协调障碍儿童存在视空间注意和命名速度缺陷。朱盛等(2012)采用威斯康星分类卡片测验初步探讨了动作协调障碍儿童执行功能,结果发现,动作协调障碍组儿童在错误应答数、持续性应答数、错误数等方面显著高于对照组,提示动作协调障碍儿童可能存在执行功能缺陷。李旭东(2009)探讨了动作协调障碍儿童的工作记忆特点,结果发现,动作协调障碍儿童的视空间工作记忆存在缺陷,随后的事件相关电位(event-related potential, ERP)结果进一步探明了加工早期认知资源不足和加工晚期记忆保持能力存在缺陷。李珂等(2019)研究发现,动作协调障碍儿童存在记忆力、注意力、执行功能障碍。

在上述研究的基础上,本项目负责人分 3 个阶段对动作协调障碍儿童的认知加工和神经机制进行了系列研究,得到了有启发意义的结论。第一阶段(2015—2017 年),重点探讨动作协调障碍儿童的认知加工特点,研究涉及工作记忆、短时记忆、执行功能、加工速度和注意等内容,结果发现,动作协调障碍儿童存在不同程度的认知加工缺陷。随后的回归分析显示,注意在众多认知加工因素中贡献率最高,注意缺陷可能是导致动作发展迟缓的核心障碍(黄楠等,2017)。第二阶段(2017—2019 年),研究集中在动作协调障碍儿童的注意缺陷特点,通过视觉和听觉两种信息加工通道,分别考察了动作协调障碍儿童的注意分配、注意广度、注意转移和选择性注意。行为数据显示,动作协调障碍儿童存在跨通道选择性注意缺陷,其听觉通道的注意信息加工是完好的,信息加工缺陷主要表现在视空间注意通道。这一有趣发现使本课题组更加坚信视空间注意加工缺陷可能是动作协调障碍的深层原因(吕志芳等,2018)。第三阶段(2019 年至今),本课题组聚焦于动作协调障碍儿童视空间注意的神经机制,展开了初步探索,有学者(高晶晶等,2019;贾静茹等,2020)分别对动作协调障碍儿童视空间注意分配和视空间注意保持进行了预实验,脑电结果显示,动作协调障碍儿童存在视空间注意分配缺陷,脑电成分主要表现在刺激后的 200 ms 所诱发的 N2 和 P3 成分上。然而,动作协调障碍儿童的视空间注意保持缺陷主要表现在刺激后300 ms以后所诱发的关联性负变(contingent negative variation, CNV)晚成分(lCNV),其平均波幅亦显著低于对照组。结果提示,动作协调障碍儿童的视空间注意保持存在缺陷,初步验证了本课题组提出的预期假设。

随着对该领域研究的不断深入,不同研究者根据自己的研究结论相继提出了一系列动作协调障碍的认知加工理论和脑功能缺陷假说,如感觉统合障碍假说、视空间定向障碍假说、视空间注意和知觉缺陷假说、顶叶缺陷假说、非典型大脑发育缺陷假说等。上述理论或假说到目前为止尚不能达成共识,其主要原因在于不同理论探讨的问题仍存在很大分歧,更重要的是,上述许多研究涉及的认知加工任务单一,对动作协调障碍患者的视空间注意的神经机制探索刚刚起步。由此可见,动作协调障碍患者的视空间注意的神经机制需要更多研究的支持。

1.2.3　动作协调障碍儿童的注意缺陷

James(1980)认为,人们有效地应对一些事情而离开另一些事情的过程即为注意;Posne 等(1984)则指出,注意是指人们在进行信息加工时,优先选择某一信息而忽略另一信息的过程;Luria(2009)重在强调注意的选择功能的重要性,但是又提出注意的实质内容不仅仅为选择性。尽管各家对注意的观点并不一致,但并不影响人们对注意的认识和理解。综上可知,注意是心理活动对一定事物的指向和集中,任何活动的有效进行和完成都需要注意的参与。

注意的品质包括4个维度,分别是注意广度、注意稳定性、注意分配及注意转移。注意品质的高低直接影响到人们做事的效率和质量,注意的品质越高,人们越能高效、准确地完成任务。

(1)注意广度:又叫注意范围,是指个体能够同时知觉到的对象的多少。有研究发现,注意广度受到任务难易程度的影响。在简单任务条件下,人们的注意广度为5~9个项目。注意广度还受到注意目标任务的影响。当注意的目标任务有一定的规律时,人们能注意到的范围就比较广。同时注意广度还受到个体自身的认知水平、知识经验的影响,当个体的认知发展水平比较成熟、经验比较丰富时,个体的注意广度比较高,注意到的范围比较广。

(2)注意稳定性:也叫持久性注意,是指注意能够多长时间保持在某一事物或活动上的特性。它是与人的意识活动状态及意志相联系的,是人顺利完成某种活动的基本心理条件之一。同稳定性相反的是注意的分散或分心,它主要指注意被当前的任务对象以外的无关刺激活动吸引,被动地离开了当前需要集中指向的任务。注意稳定性与注意对象的特点、人的状态有关,当注意对象枯燥乏味,个人又缺乏兴趣时,注意往往容易分散。同时在稳定注意的条件下,存在着注意的起伏现象,它主要指人们长时间进行某种活动时,感受性时强时弱的现象。例如,当你在进行长时间阅读时,你会感觉书中原本一样大小的字体看起来一会儿大、一会儿小。注意的起伏是一种正常的生理现象。

(3)注意分配:是指心理活动同时指向多个不同的任务或对象。在日常生活中,注意的分配起着重要的作用。学生在听课时,要能边听边记笔记,边看边读,老师要做到边讲边观察学生的反应;而歌手在舞台上要做到边跳边唱,也需要对注意进行合理的分配。同时注意还要求从事的几种活动之间存在一定的内在联系,否则将很难同时进行。

(4)注意转移:是指心理活动主动地转换到不同对象上的能力。这种转移不同于注意的分散,它是人们根据任务的特点,主动地、有意地进行注意对象的切换和转移。注意转移的快慢,受到注意对象的特点和个体自身状态的影响,当前后两种注意活动相似或者存在某种内在关联时,较容易实现注意的转移;同时主体对前后两种注意对象的态度和兴趣,也会影响注意转移的速度。注意的转移也与个体的人格特点、神经活动的灵活性有着密切的联系。

有关注意品质研究的调查发现,国内外在体育运动、体育竞技中研究比较丰富。运动员在竞技比赛或者日常动作技能的完成过程中,如果没有良好的注意品质,则很难赢得优异的比赛成绩、完成高质量的动作水平。注意分配在动作技能的形成过程中有着不可忽视的作用,运动员在运动过程中,他的注意分配能力越差,他在动作的反应灵敏度及动作完成的协调性、节奏性上的表现也相对较差(郭炎林,2006)。同样,射击运动员若注意力不够集中,稳定性较差,则很可能在射击比赛中脱离靶心,在注意转移过程中,也可能因为注意转移速度过慢而错失良好的射靶机会。这些现象表明了注意品质是完成运动技能的关键指标,对比赛成绩的好坏有着显著的影响(Allport,1980,1989)。

吴广宏(2005)对150名小学生进行注意力测验,发现乒乓球训练能够显著提高学生的注意集中性水平,注意的集中性与训练成绩有密切的关系,注意集中水平表现越好的选手,相应的乒乓球训练成绩越好。丛林(2006)运用脑生物电学技术研究了24名男性拳击运动员的竞技水平与注意集中程度之间的关系,结果表明,不同竞技水平的拳击运动员之间的注意水平存在显著差异。注意维持时间越长,竞技水平越高。张蔓华等(2004)对9~11岁共116名学习困难儿童和正常儿童的注意力特点比较发现,除注意转移外,学习困难儿童在注意广度、注意稳定及注意分配方面与正常儿童比较存在显著差异。吴燕(2004)采用眼动仪记录儿童的外显空间注意转移水平的实验数据表明,学习障碍儿童在外显注意转移上存在缺陷或不足,而注意转移的不足会影响他们在其他认知任务上的表现。侯东风(2006)系统研究了长春市中小学各年龄段学生的注意品质4个方面,结果发现,男、女生随着年级、年龄的增长,在注意广度的发展上表现出不同的态势,女生表现为"三快一停",男生则为"两快一慢"的态势,男、女生在年级上均存在显著差异;注意的稳定性则呈现逐步发展的态势,初高中是注意稳定性的快速发展期;在注意分配上,呈现缓慢增长—快速增长—缓慢增长的趋势,在各年龄段上,男、女生无显著差异;在注意转移上,年级越低,注意转移的能力越差,总体态势为两个快速发展期、一个发展停滞期、一个缓慢发展期,该研究同林镜秋(1996)的大学生、中学生、小学生注意转移的实验研究结果相符。辛晓昱等(2011)对江苏地区 60 名动作协调障碍患儿采用视听整合持续操作评估系统(IVA-CPT)进行智力与注意力关系的研究,结果表明,动作协调障碍儿童的综合注意力商数和视、听觉注意力商数均显著低于正常发育儿童,前者存在注意力不足。

1.2.4　关于动作协调障碍儿童视空间注意信息加工缺陷神经机制进一步研究的思考

上述研究从不同侧面揭示了动作协调障碍儿童存在特定的视空间注意缺陷,但其信息加工的神经机制尚不清晰,这可能是导致目前不同理论或假说存在分歧的主要原因。梳理以往研究不难发现,动作协调障碍视空间注意的神经机制研究尚存在许多问题与不足。①从研究方法看,不同研究选取被试的诊断标准存在较大差异。动作协调障碍与 ADHD 的并存早已达成共识,二者合并率高达 50%。然而,以往许多研究并未排除 ADHD 这一特殊的被试群体。此外,选取被试的智商标准存在较大差异,常见的智商选取标准为 70、80 或 85 以上,部分研究甚至没有排除低智商儿童或缺乏相关信息的报道,上述问题可能是造成研究结果不一致的重要原因之一。②研究手段单一,有限的脑功能成像研究采用的技术手段主要集中在 fMRI,该方法的最大特点是空间分辨率较高,有利于考察特定脑区激活程度,然而,信息加工的时间进程尚不清晰。ERP 技术可以精确记录不同信息加工时程所诱发的脑动态信息变化的神经机制特点,有效探索动作协调障碍儿童与正常儿童在视空间注意信息加工时程的脑机制差异。③研究的细化与系统化。动作协调障碍儿童存在视空间注意缺陷,然而,视空间注意包括视空间信息自动加工、注意范围、注意转移、注意持续性、注意分配、注意的选择性等多个维度,动作协调障碍儿童的哪些视空间注意功能受损从而影响了动作技能的发展呢? 受损的这些认知功能具有普遍性还是特殊性? 系统探讨动作协调障碍视空间注意信息加工的神经机制是解决上述问题的关键,因此,有关动作协调障碍视空间注意信息加工的神经机制尚需更多系统研究的支持。当前需要在整合心理学、脑科学、认知神经科学研究成果的基础上,进一步系统探讨动作协调障碍儿童视空间注意信息加工的神经机制,进而从理论层面揭示儿童的动作发展与认知神经机制发展的内在关联。

本研究预测,如果动作协调障碍儿童的视空间注意信息加工缺陷具有普遍性,那么,动作协调障碍儿童在视空间注意范围、注意转移、注意持续性、注意分配和注意的选择性等多个维度上均存在不足;如果其认知功能受损是特异性的,那么,动作协调障碍儿童可能在部分视空间注意信息加工维度上存在缺陷。此外,动作协调障碍儿童的视空间注意信息加工缺陷如果出现在早期,那么,刺激诱发的 N1、P1、N2、P2 等 ERP 成分的潜伏期和波幅将存在差异;如果其缺陷出现在晚期,那么,刺激诱发的晚期 ERP 成分的潜伏期和波幅将存在差异。随着研究的不断深入,视空间信息加工缺陷时程与脑区特点将在脑电信息分析中被逐一探明。

第 2 章
动作协调障碍儿童的注意品质特点

2.1　动作协调障碍问卷检验

鉴于动作协调障碍问卷更具有广泛性和便捷性,本研究选用动作协调障碍问卷作为动作协调障碍的主要筛选工具,并通过儿童测试数据再次检测动作协调障碍问卷的信度和效度。但由于国内并没有足够多的研究说明动作协调障碍问卷的信度和效度,为确保后期脑电研究的准确性,本研究选用儿童运动协调能力成套评估工具(M-ABC)进行二次评估,经过两次筛选,以期筛选出更准确的动作协调障碍儿童。

2.1.1　研究对象与方法

2.1.1.1　被试

采用整群抽样方法,抽取河南省安阳市滑县 3 所小学 1 ~ 3 年级 1110 名学生,逐步完成瑞文智力测验、动作协调障碍问卷,并结合最熟悉学生日常行为等的班主任和体育老师的描述,逐步排查出 136 名学生进行 M-ABC 测试,确定动作协调障碍儿童 68 名、对照组儿童 68 名。最后从筛选出的两组被试中选出 32 名儿童(动作协调障碍组 16 名,对照组儿童 16 名)参与脑电实验,两组男女比例均衡,年龄在 7 ~ 10 岁,视力正常或矫正后正常,首次参加电生理学实验,身体健康且无重病记录,参加脑电实验期间均有父母陪同,与父母共同填写知情同意书。实验结束后给予奖品、报酬。

被试具体筛选流程:主试 1 人,助手 3 人,均为河南大学教育科学学院研究生,实测前经过统一培训。测试一共分为 4 个阶段:第一阶段为瑞文智力测验,利用学校班会和课后时间进行问卷测试,时间为 2018 年 3 月 12—20 日;第二阶段为动作协调障碍问卷(DCDQ)测试,学生放学后将问卷带回家由家长填写并于第 2 天带回,时间为 2018 年 3 月 28 日—4 月 12 日;第三阶段为学生运动评估测试,利用体育课对学生进行项目测试,时间为 2018 年 4 月 12—30 日;第四阶段为电生理学实验,时间为 2018 年 4 月 30 日—5 月 28 日。

先对 1110 名 7～10 岁的学生进行瑞文智力测验,剔除智商低于 75 的学生(仅 1 名被剔除)。然后向智商水平在 75 以上的 1109 名学生发放动作协调障碍问卷,有 97 名学生因未交问卷或问卷填写不全被剔除。问卷分数低于 49 分的学生可定为动作协调障碍,问卷分数在 49～57 分的为疑似动作协调障碍,问卷分数高于 57 分的基本可以排除动作协调障碍。本实验选用问卷分数低于 49 分的 68 名动作协调障碍儿童和问卷分数高于 57 分的 68 名正常儿童进行儿童运动评估测试(采用 M-ABC),再次确定动作协调障碍儿童。最后通过家长和老师的描述,再结合《精神障碍诊断与统计手册》第五版(DSM-5)的标准,对筛选出的动作协调障碍儿童进行合并症的排除。经过层层筛选,确定运动技能远低于预期水平的动作协调障碍儿童(动作协调障碍组)和正常发展的年龄、性别与动作协调障碍组匹配的儿童(对照组)。

2.1.1.2　实验材料

(1)瑞文智力测验(SPM):该测验由英国著名心理学家 Raven 编制,由我国张厚粲等学者修订。该测验分 5 组,每组 2 题,共 60 题,每题 1 分,根据离差智商公式将原始分数转换成智力分数,有很高的信度和效度。

(2)动作协调障碍问卷:该问卷于 2000 年由 Wilson 等人编制,由台湾地区曾美惠等人引进并翻译成中文,进而被引进大陆并经多次修订。本研究对该问卷重新进行内部一致性检验,发现其具有较高的内部一致性,Cronbach's α 系数为 0.84。

(3)儿童运动评估测试:儿童运动评估测试采用的是儿童运动协调能力成套评估工具(M-ABC),它是最常用的标准化测试工具。该测试由

Henderson 等人研制,M-ABC 前身是 test of motor impairment A(TOMI)。它评估 3 个机制领域的性能:手操作灵巧度、球类运动技巧、静/动态平衡能力。按照 M-ABC 的使用手册将原始分转化为标准分,根据失败或成功的尝试,学生在每项运动任务上获得了 0~5 分的子测试标准分。测试得出的标准分为总损伤评分(范围为 0~40 分),它是区分有动作协调障碍和无动作协调障碍儿童的标准。用测试所得总损伤评分将学生分为 3 类,显示不同程度的运动功能障碍:①大于 15 百分位数表示无动作协调障碍(没有运动问题);②5~15 百分位数表示有中度困难(有风险);③小于 5 百分位数表示有动作协调障碍(有严重运动问题)。测试内容见图 2-1、表 2-1、表 2-2。

　　学生施测流程见图 2-2。

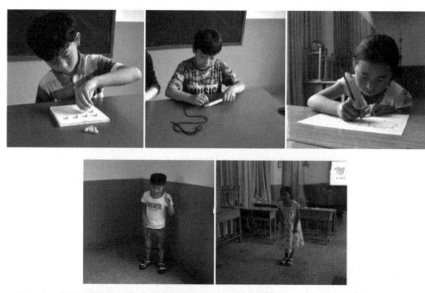

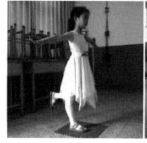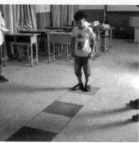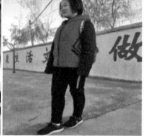

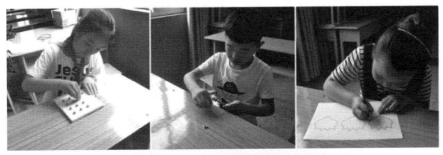

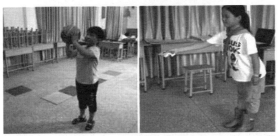

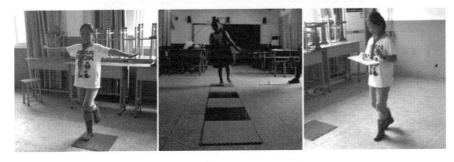

图 2-1　手操作灵巧度、球类运动和静/动态平衡能力测试

表 2-1　7～8 岁儿童测试项目

项目	手操作灵巧度	球类运动	静/动态平衡能力
项目一	放珠子	单手接弹球	单腿站立
项目二	穿线	丢沙包	双腿跳方格
项目三	描花边	—	脚尖-脚跟走

表2-2　9~10岁儿童测试项目

项目	手操作灵巧度	球类运动	静/动态平衡能力
项目一	放珠子	双手接篮球	单腿站立
项目二	转螺丝帽	丢沙包	单腿跳方格
项目三	描花边	—	持球走路

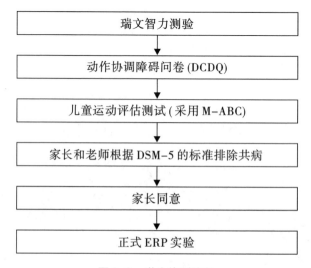

图2-2　学生施测流程

2.1.1.3　数据统计与分析

采用 SPSS 20.0 软件进行统计分析。使用 Cronbach α 系数进行内部一致性评价,总量表的信度系数>0.80 为较高可信度,0.7~0.8 为可接受,<0.7 为信度不良;使用探索性因素分析(exploratory factor analysis,EFA)来评估量表的结构效度。

2.1.2　结果

2.1.2.1　动作协调障碍问卷测试结果

(1)信度分析:所有 17 个项目总 Cronbach α 系数为 0.817,说明动作协调障碍问卷的内部一致性具有较高可信度。

（2）结构效度：KMO 检验值为 0.874，大于 0.7，根据统计学家 Kaiser 给出的标准，Bartlett 球形检验值为 4799.998，相关概率 $P<0.0001$，说明本研究适合进行探索性因素分析。用主成分分析法提取因子，结果见表 2-3。

表 2-3　动作协调障碍问卷因子提取的方差分析

初始解序号	初始解			提取因子后对原变量总体			旋转后对原变量		
	方差贡献	方差贡献率	累计方差贡献率	方差贡献	方差贡献率	累计方差贡献率	方差贡献	方差贡献率	累计方差贡献率
1	4.787	28.159	28.159	4.787	28.159	28.159	3.155	18.560	18.560
2	2.949	17.345	45.504	2.949	17.345	45.504	3.086	18.152	36.712
3	1.214	7.141	52.645	1.214	7.141	52.645	2.709	15.933	52.645
4	0.872	5.128	57.773						
5	0.796	4.680	62.453						
6	0.733	4.312	66.765						
7	0.633	3.902	70.667						
8	0.612	3.600	74.267						
9	0.609	3.584	77.851						
10	0.587	3.456	81.307						
11	0.527	3.101	84.408						
12	0.509	2.996	87.404						
13	0.490	2.881	90.285						
14	0.440	2.588	92.873						
15	0.435	2.557	95.430						
16	0.417	2.453	97.883						
17	0.360	2.117	100.000						

2.1.2.2　儿童运动评估测试结果

（1）手操作灵巧度比较：本研究中，7～8 岁动作协调障碍组儿童惯用手和非惯用手放珠子、穿线的时间及描花边（出错数）与对照组比较，差异均有统计学意义（$P<0.05$，表 2-4），表明 7～8 岁动作协调障碍儿童手操作灵巧

度明显落后于正常发育儿童。

表2-4   两组7~8岁儿童手操作灵巧度比较(*M*±*SD*)

组别	放珠子/s		穿线/s	描花边(出错数)/个
	惯用手	非惯用手		
动作协调障碍组	26.32±2.88	27.08±3.93	26.67±3.89	1.79±1.56
对照组	22.34±2.59	23.00±2.49	24.17±4.46	0.33±0.64
*t*值	5.03	4.29	2.07	4.24
*P*值	0.000	0.000	0.040	0.000

9~10岁动作协调障碍组儿童惯用手和非惯用手放珠子、转螺丝帽的时间及描花边(出错数)与对照组比较,差异均有统计学意义($P<0.01$,表2-5),表明9~10岁动作协调障碍儿童手操作灵巧度明显落后于正常发育儿童。

表2-5   两组9~10岁儿童手操作灵巧度比较(*M*±*SD*)

组别	放珠子/s		转螺丝帽/s	描花边(出错数)/个
	惯用手	非惯用手		
动作协调障碍组	15.36±2.39	16.62±3.11	11.77±2.69	2.21±1.72
对照组	12.15±2.86	14.18±3.36	9.18±1.83	0.77±1.31
*t*值	4.68	2.92	4.33	3.65
*P*值	0.000	0.005	0.000	0.001

(2)球类运动技巧比较:本研究中,7~8岁动作协调障碍组儿童惯用手和非惯用手单手接弹球数、丢沙包(丢中数)与对照组儿童比较,差异均有统计学差异($P<0.05$,表2-6),表明7~8岁动作协调障碍儿童球类运动技能明显落后于正常发育儿童。

表2-6　两组7~8岁儿童的球类运动技巧比较(M±SD)

组别	单手接弹球/个		丢沙包(丢中数)/个
	惯用手	非惯用手	
动作协调障碍组	4.83±2.11	3.79±2.10	3.25±2.11
对照组	6.46±2.41	5.25±2.35	4.92±1.59
t 值	−2.48	−2.27	−3.09
P 值	0.017	0.028	0.003

　　9~10岁动作协调障碍组儿童双手接篮数、丢沙包(丢中数)与对照组儿童比较,差异有统计学意义(P<0.01,表2-7),表明9~10岁动作协调障碍儿童球类运动技能明显落后于正常发育儿童。

表2-7　两组9~10岁儿童的球类运动技巧比较(M±SD)

组别	双手接篮球/个	丢沙包(丢中数)/个
动作协调障碍组	2.34±1.32	3.03±2.26
对照组	3.90±1.07	4.97±1.78
t 值	−4.31	−3.70
P 值	0.000	0.000

　　(3)动/静态平衡能力比较:本研究中,7~8岁动作协调障碍组儿童惯用腿和非惯用腿单腿站立、双腿跳方格、脚尖-脚跟走与对照儿童比较,差异有统计学意义(P<0.05,表2-8),表明7~8岁动作协调障碍儿童动/静态平衡能力明显落后于正常发育儿童。

表2-8　两组7~8岁儿童的动、静态平衡能力比较(M±SD)

组别	单腿站立/s		双腿跳方格/个	脚尖-脚跟走/步
	惯用腿	非惯用腿		
动作协调障碍组	18.58±2.32	17.54±3.26	4.08±1.53	7.04±1.85
对照组	19.75±0.74	19.85±0.97	4.92±0.28	13.38±2.30
t 值	−2.35	−2.94	−2.62	−10.51
P 值	0.026	0.007	0.015	0.000

　　9～10岁动作协调障碍组儿童惯用腿和非惯用腿单腿站立、单腿跳方格、持球走路(掉球数)与对照组儿童比较,差异均有统计学意义($P<0.05$,表2-9),表明9～10岁动作协调障碍儿童的动/静态平衡能力明显落后于正常发育儿童。

表2-9　两组9～10岁儿童的动/静态平衡能力比较($M\pm SD$)

组别	单腿站立/s		单腿跳方格/个		持球走路
	惯用腿	非惯用腿	惯用腿	非惯用腿	(掉球数)/个
动作协调障碍组	17.97±3.43	18.74±2.47	4.38±0.98	4.55±0.87	1.00±1.91
对照组	19.94±0.36	19.97±0.10	4.97±0.18	4.90±0.30	0.19±0.48
t 值	−3.15	−2.66	−3.19	−2.07	2.21
P 值	0.004	0.013	0.003	0.047	0.034

2.1.3　讨论

　　虽然国内外关于儿童运动协调障碍临床性评测仍然存在争议,但是动作协调障碍问卷已经被国内引进,具有良好的信度和效度,因此本研究采用这一问卷作为儿童运动协调评测的主要工具。由于此问卷为父母的主观问卷,选择 M-ABC 作为筛选出被试的再次确认测试,以确保后期电生理学实验被试的准确性。

　　中文版动作协调障碍问卷的内部一致性信度较高。本研究结果显示,在7～10岁儿童中,动作协调障碍问卷的内部一致性较高,与欧美国家原版本的研究结果一致(Parmar et al., 2014；Kennedyberhr et al., 2013；Wilson et al. ,2009；Cairney et al., 2008)；同样,本研究结果与 2013 年南京地区750 名儿童、2011 年上海地区 1099 名儿童、2015 年苏州地区 3693 名儿童等的研究结果也一致。中文版动作协调障碍问卷的内容效度、结构效度、区分效度均较高,本研究选择对动作协调障碍问卷的效果进行结构效度探索性因素分析,发现运动控制能力、精细运动、粗大运动能力的三因素结构与动作协调障碍问卷原作者 Wilson 提出的三因素动作协调障碍问卷是一致的。

　　已有荷兰、丹麦、瑞典、日本等多个国家引用儿童动作协调障碍评估工具 M–ABC,该工具在全球范围内得到了广泛的应用(Cool et al.,2009),同样在我国台湾也率先进行了适用性的相关探究,发现其具有较高的信度和效度(Chow et al.,2003)。M–ABC 不但可以作为动作协调障碍的调查和筛选工具,而且结果可以为临床诊断病例提供可靠依据。M–ABC 测试操作简便,有良好的信度和效度,也具有良好的临床测量学特征(Smits–Engelsman et al.,2011;Slater et al.,2010),并且多项研究也证明了其跨文化效度(Brown,2013)。从运动学理论基础出发,该工具对运动障碍儿童的精细运动、粗大运动、整体平衡能力的发展状况进行了全面评测。本研究通过 M–ABC,再次确定动作协调障碍问卷选出的被试与对照组差异显著,从而为后期研究提供更准确的被试群体。

2.1.4　结论

综上所述,中文版动作协调障碍问卷在本研究中具有良好的信度和效度,其研究结果与 Wilson 等的研究结果一致。本研究采用有良好信度和效度的动作协调障碍问卷及 M–ABC 筛选出来的儿童具有可靠的临床依据,可为后续电生理学实验提供准确的动作协调障碍儿童。

2.2　动作协调障碍儿童的注意品质研究

本研究在前人研究的基础上,初步探讨了动作协调障碍儿童与正常儿童在注意品质各维度的差异,初步探明动作协调障碍儿童是否普遍存在视空间注意缺陷? 在注意品质的各个维度上是否与正常儿童存在差异?

2.2.1　研究目的

探讨动作协调障碍儿童与正常儿童的注意广度、注意稳定性、注意分配、注意转移的特点。

2.2.2　研究对象与方法

2.2.2.1　被试

先在许昌市选取两所小学的三、四、五年级(三年级 3 个班,四年级 3 个班,五年级 3 个班,共 9 个班)学生,通过班主任向学生发放动作协调障碍问卷 482 份,收回有效问卷 466 份,有效率达 96.7%。根据动作协调障碍问卷分数,将问卷分数低于 49 分且 M-ABC 分数在 10 分以上的学生选入动作协调障碍组;将问卷分数高于 57 分者选入对照组。同时通过与班主任谈话及向家长了解情况,排除广泛性发育障碍和其他器质性疾病(如偏瘫、脑瘫、肌肉萎缩等)学生。最终确定符合标准的 22 名动作协调障碍儿童入选动作协调障碍组,同时按 1∶1 比例随机抽取同年龄、同性别、同班级的 22 名健康儿童入选对照组。其中男生 26 名,女生 18 名;三年级 16 名,四年级 12 名,五年级 16 名;年龄在 8~11 岁,平均年龄为 9.7 岁(表 2-10)。以上儿童智力均正常,无任何视力方面的问题。

表 2-10　被试性别构成及年龄

年级	例数	性别/名		年龄/岁	
		男	女	范围	$M \pm SD$
三年级	16	10	6	8.08~9.67	8.78±0.41
四年级	12	6	6	9.08~10.25	9.63±0.38
五年级	16	10	6	10.17~11.50	10.73±0.49
合计	44	26	18	8.08~11.50	9.72±0.94

2.2.2.2　实验材料

(1)实验采用北京师范大学殷恒婵老师 2003 年开发的儿童注意力测验量表。该量表被证明信度和效度很高。量表包括 4 个分测验:①图形辨别测验,测量注意分配;②选四圈测验,测量注意广度;③视觉追踪测验,测量注意稳定性;④加减法测验,测量注意转移能力。每个分测验的得分都可以通过计算测验中的正确答题数、遗漏数、错误数、总答题数来进行计算,最终形成原始得分,然后根据年龄对照常模查出量表分。

(2)采用中文版动作协调障碍问卷。该问卷共有 17 道题,包括动作的控制、精细和粗大动作、协调性等方面,其内部一致性 Cronbach's α 系数为 0.84,高于可接受水平的分数 0.70,表明具有较高的内部一致性。通过 Pearson 相关系数评估动作协调障碍问卷的重测信度,得到 Pearson 相关系数为 0.98($P<0.001$),表明该问卷具有较高的信度。探索性因素分析(EFA)和验证性因素分析(CFA)显示问卷的结构效度良好。

(3)采用 Henderson 和 Sugden 研制的 M-ABC,共包含 4 个年龄组(4~6 岁、7~8 岁、9~10 岁、11~12 岁),每一年龄组中测试 8 个项目,包括手操作灵巧度、球类运动技巧及静/动态平衡能力,记录的原始数据转化为 1~5 等级分值,各项目等级分值相加即为 M-ABC 总分。Smits-Engelsman 等(1998)以分隔 2 周的测验,发现在动作表现上的重测一致性达到 0.90~0.96。Henderson 等和 Sugden 等的研究发现,在项目信度上,重测信度介于 0.62~1.00。

2.2.2.3　实验程序

(1)预实验:在正式实验开始之前先进行预实验。先让一部分被试自己阅读指导语,直接进行测验,每个分测验间休息 1 min,单次测验所有项目结束后休息 5 min 进行重测。结果发现,第一次测验与第二次测验差异较大,第二次测验与第三次测验之间不存在显著差异,原因可能是第一次测验时被试不太熟悉测验内容,同时也说明第二次测验存在练习效应。为了避免练习效应,让另一部分被试先自己阅读指导语后再听主试讲解测验内容和注意事项,当被试理解测验内容后,进行 1 min 练习,主试检查被试测验结果,以确定被试是否充分理解测验内容。然后开始进行计时正式测验。结果发现,此次测验很好地避免了操作过程中的练习效应,而且测验的信度、效度良好。

(2)正式实验:按照预实验确定的实验流程进行集体施测。先与被试所在学校联系,确定可以集体施测的时间、地点,做好测验的各项准备工作。本次测验共发放测验量表 44 份,收回有效测验量表 44 份。

在施测过程中,对于儿童注意力测验量表中的 4 个分测验,在具体施测时要随机编排它们的呈现顺序,以防各个分测验之间的影响带来的顺序效应和记忆效应。量表中分测验之间休息时间为 2 min,以防眼睛疲劳等生理问题影响实验结果。在实验过程中,首先让被试自己阅读实验说明,然后主试对实验说明做进一步讲解,被试充分理解后再进行一次练习。主试检查一下,以确定被试充分理解之后开始进行计时测验,每个分测验时间为 3 min。1 个月后进行重测,以检验实验量表的信度,施测程序、评分方法与前测保持一致,经检验,运用 SPSS 16.0 软件进行数据分析,得出 Cronbach's α 系数为0.812,保证了实验结果的稳定一致性。

1)分测验一:图形辨别测验。要求被试在多个相似但又不一样的圆环中按要求找到指定的圆环。该测验由 15×20＝300 个图形组成,每个图形由两个大小不同、缺口方向不一的圆环组成。在查找指定图形的过程中,要注意以下几点:要同时查找指定要求的两个圆环,不能找完一个再找另一个;要从上到下、从左到右一个一个挨着查找,不能跳行,直到找完为止;查找的图形必须与指定图形完全相同,每查到一个,在上面打"√";在查找过程中,如果查找错误,请不要擦除,继续查找即可;尽可能又快又准确地找到指定图形,如有问题,请举手示意老师。

2)分测验二:选四圈测验。在圆圈数目不同的方格中找出只有 4 个圆圈的方格。该测验由 26×25＝650 个小方格组成,每个小方格中由数量不同、排列不同、大小相同的小圆圈组成。在查找过程中,要注意以下几点:不管小圆圈的排列组合方式如何,只要是 4 个小圆圈即为指定图形;要从上到下、从左到右一个一个挨着查找,不能跳行,直到找完为止;查找的图形必须与指定图形完全相同,每查找一个,在上面打"√";在查找过程中,如果查找错误,请不要擦除,继续查找即可;尽可能又快又准确地找到指定图形,如有问题,请举手示意老师。

3)分测验三:视觉追踪测验。该测验要求被试把无数条错综交叉、左起右止的曲线末端序号查找并填写出来,末端序号要与其起始序号保持一致。测验由 A、B 两部分组成,共计 A(10)＋B(25)＝35 条曲线。在测验中要注意,必须用眼睛来追踪曲线的路径,而不能用笔、手来画,从上到下依次查找,不隔行,找到后在相应方格中填入起始序号,直到查找完成或者测验时间停止,测验结束。

4)分测验四:加减法测验。该测验要求被试对相邻的两个数字交替、依次进行加减法运算。测验由 $22 \times 12 = 264$ 个加减题组成。在加减过程中,被试要从头到尾、从左到右、从上到下依次计算,不能跳行或者一列一列计算,将计算结果写入两个数字中间。

2.2.2.4　数据统计与分析

用 SPSS 16.0 软件对实验数据进行处理,比较动作协调障碍组和对照组儿童注意品质各维度的差异。

2.2.3　结果

2.2.3.1　注意品质各维度的相关分析

对注意品质的 4 个维度进行相关分析,结果表明,注意品质的 4 个维度之间存在显著正相关,实验结果符合预期,具体结果见表 2-11。

表 2-11　注意品质的各维度间的相关矩阵(n =44)

维度	$M \pm SD$	维度				
		a	b	c	d	e
a	15.48±5.10	1.00				
b	16.61±7.27	0.60*	1.00			
c	67.55±15.64	0.69*	0.63*	1.00		
d	60.98±27.33	0.59*	0.68*	0.66*	1.00	
e	160.61±48.63	0.75*	0.79*	0.86*	0.94*	1.00

注:*表示在 0.01 水平(双侧)上显著相关。a=注意稳定;b=注意分配;c=注意广度;d=注意转移;e=注意品质总分。

2.2.3.2　动作协调障碍组与对照组注意品质各维度差异分析

动作协调障碍组与对照组儿童注意品质各维度的测验结果见表 2-12。结果显示,两组儿童注意品质各维度得分比较,差异均有统计学意义($P <$ 0.001);动作协调障碍组儿童注意品质各维度的平均得分均显著低于对照

组儿童,提示动作协调障碍儿童的注意力在4个维度上的表现均显著低于正常儿童。

表2-12 动作协调障碍组和对照组注意品质各维度得分比较($M±SD$,分)

组别	例数	注意分配	注意稳定	注意转移	注意广度	注意品质总分
动作协调障碍组	22	12.27± 6.54	12.27± 4.78	43.05± 21.49	59.00± 14.88	126.59± 39.01
对照组	22	20.95± 5.09	18.68± 2.97	78.91± 19.85	76.09± 11.23	194.64± 29.93
t 值		−4.92	−5.34	−5.75	−4.30	−6.49
P 值		<0.001	<0.001	<0.001	<0.001	<0.001

为了进一步探讨造成上述结果的原因,随后对动作协调障碍组儿童进行逐步多元回归分析。结果发现,注意转移对注意品质总体的解释率最大,为77%;其次为注意广度(解释率为20%)、注意分配(解释率为2%)、注意稳定(解释率为1%)。具体结果见表2-13。

表2-13 动作协调障碍组儿童注意品质的4个维度对注意品质总分的回归分析

因变量	预测变量	$\triangle r^2$	β	P 值
注意品质总分	注意转移	0.77	0.55	<0.001
	注意广度	0.20	0.38	<0.001
	注意分配	0.02	0.17	<0.001
	注意稳定	0.01	0.12	<0.001

2.2.3.3 不同年级动作协调障碍组与对照组儿童注意品质差异分析

为进一步探讨不同类型的儿童注意品质是如何随年龄增长而发生变化的,有必要进一步分析其年级差异。如表2-14所示,经过t检验,小学三年级动作协调障碍组与对照组儿童在注意稳定、注意广度上存在非常显著的差异（$P<0.01$），在注意分配、注意转移、注意品质总分上存在极显著差异（$P<0.001$）。

表2-14 小学三年级动作协调障碍组和对照组儿童注意品质各维度的比较（$M±SD$,分）

组别	例数	注意分配	注意稳定	注意转移	注意广度	注意品质总分
动作协调障碍组	8	8.88±3.87	10.38±5.95	35.75±8.97	53.88±10.23	108.88±22.24
对照组	8	19.63±6.02	18.00±4.21	79.25±18.2	71.38±7.39	188.25±29.54
t 值		−4.25	−2.96	−6.06	−3.92	−6.07
P 值		<0.001	<0.01	<0.001	<0.01	<0.001

如表2-15所示,经过 t 检验,小学四年级动作协调障碍组与对照组儿童在注意分配、注意转移上存在显著差异（$P<0.05$）,在注意广度、注意品质总分上存在非常显著差异（$P<0.01$）,在注意稳定上存在极显著差异（$P<0.001$）。

表2-15 小学四年级动作协调障碍组和对照组儿童注意品质各维度的比较（$M±SD$,分）

组别	例数	注意分配	注意稳定	注意转移	注意广度	注意品质总分
动作协调障碍组	6	13.17±6.65	12.5±3.08	43.83±22.75	55.00±8.70	124.50±35.08
对照组	6	22.33±5.35	19.17±2.14	72.83±21.07	82.00±14.85	196.33±32.41
t 值		−2.63	−4.35	−2.29	−3.92	−3.84
P 值		<0.05	<0.001	<0.05	<0.01	<0.01

如表2-16所示,经过 t 检验,小学五年级动作协调障碍组与对照组儿童在注意稳定、注意转移、注意品质总分上存在显著差异（$P<0.05$）,在注意分配、注意广度上无显著差异（$P>0.05$）。

表 2-16　小学五年级动作协调障碍组和对照组儿童注意品质各维度的比较($M\pm SD$,分)

组别	例数	注意分配	注意稳定	注意转移	注意广度	注意品质总分
动作协调障碍组	8	15.00±7.71	14.00±4.34	49.75±28.68	67.13±19.67	145.88±49.03
对照组	8	21.25±4.13	19.00±2.19	83.13±21.96	76.38±10.51	199.75±31.39
t 值		-2.02	-2.92	-2.61	-1.17	-2.62
P 值		0.07	0.04	0.04	0.08	0.04

如图 2-3 所示,随着年级的升高,动作协调障碍组和对照组儿童的注意品质总分的均值都呈上升趋势,并且前者的注意品质发展速度略高于后者,但是两组间差异无统计学意义($P>0.05$)。

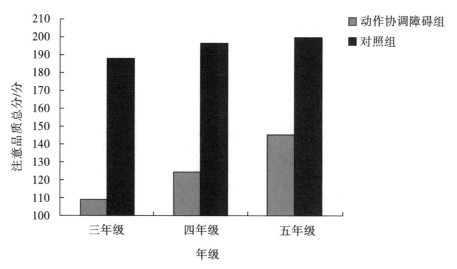

图 2-3　小学不同年级动作协调障碍组和对照组儿童注意品质总分的均值比较

不同年级的儿童在注意分配、注意稳定、注意转移、注意广度各方面的测验结果表明,随着年级的升高,注意品质的各维度也在不断发展。注意分配、注意稳定、注意广度的均值差比较显示,小学三年级到四年级的增长较明显,小学四年级到五年级的增长不太明显,而注意转移则正好相反。但是统计检验显示,不同年级的小学生注意品质各维度间差异无统计学意义($P>$

0.05，表 2–17）。

表 2–17　不同年级的儿童注意品质各维度的差异分析

维度	年级	例数	得分/分		均值差/分	t 值
			$M \pm SD$	范围		
注意分配	三年级	16	14.25±7.40	4 ~ 27	−3.50	−1.23
	四年级	12	17.75±7.49	2 ~ 27		
	五年级	16	18.13±6.79	6 ~ 26	−0.38	−0.14
注意稳定	三年级	16	14.19±6.35	3 ~ 28	−1.65	−0.77
	四年级	12	15.83±4.30	8 ~ 22		
	五年级	16	16.50±4.20	6 ~ 22	−0.67	−0.41
注意转移	三年级	16	57.50±26.40	22 ~ 102	−0.83	−0.08
	四年级	12	58.33±25.81	14 ~ 115		
	五年级	16	66.44±30.10	10 ~ 104	−8.10	−0.75
注意广度	三年级	16	62.63±12.49	42 ~ 82	−5.88	−1.01
	四年级	12	68.50±18.26	44 ~ 108		
	五年级	16	71.75±15.97	34 ~ 104	−3.25	−0.50

2.2.3.4　不同性别的儿童注意品质的差异分析

不同性别的儿童注意品质各维度的测验结果表明，男生在注意分配、注意稳定、注意转移、注意广度上的表现普遍优于女生，但是 t 检验表明，小学男、女生注意品质各维度上的表现比较，差异无统计学意义（$P>0.05$，表 2–18）。

表 2–18　不同性别的儿童注意品质各维度的差异分析

注意品质	性别	例数	得分（$M \pm SD$，分）	均值差/分	t 值
注意分配	男	26	18.15±7.33	3.76	1.73
	女	18	14.39±6.76		
注意稳定	男	26	16.31±3.77	2.03	1.31
	女	18	14.28±6.50		

续表2-18

注意品质	性别	例数	得分($M\pm SD$,分)	均值差/分	t值
注意转移	男	26	63.19±24.34	5.42	0.64
	女	18	57.78±31.62		
注意广度	男	26	69.38±13.66	4.50	0.94
	女	18	64.89±18.17		

2.2.4 讨论

2.2.4.1 动作协调障碍的现状分析

在实验过程中,通过走访学校及与班主任、家长进行沟通,我们初步了解了动作协调障碍的现实现状。结果发现,目前学校和社会对动作协调障碍的了解很少,班主任和家长对此类儿童的关注度很低,同时发现此类儿童的学习成绩普遍低于正常儿童。研究中还发现,教师普遍反映动作协调障碍儿童存在阅读、书写速度慢,注意力集中时间短,字体的结构、平衡性、规整性差,字体的间距、松紧、笔画的均匀性差,握笔姿势不正确的表现,这与孟祥芝等对14岁动作协调障碍儿童的动作表现个案研究结果一致。孟祥芝等也发现动作协调障碍儿童存在书写速度慢、字迹不清晰、笔画混乱、动作不协调与控制困难的情况。相关研究表明,动作协调障碍的患病率达5%~10%,同时因地域、环境文化及研究方法的差异,各地的患病率并不一致。本研究结果显示,许昌地区两所小学动作协调障碍的患病率达5%左右,并且男女比例达1.4∶1;而之前针对苏州等地所做的调查表明,动作协调障碍的发病率高达9.6%,男女比例为1.4∶1(秦志强,2012);邵宝(2011)对上海600多名儿童的调查研究结果显示,在7~8岁、9~10岁、11~12岁3个年龄段,动作协调障碍的发病率分别为13.9%、17.1%、15.4%,总体发病率为15.9%。这可能是因为研究的工具、评估手段、地域各方面的条件不同,样本量和代表性不同,被试的年龄段不同,才导致各地区儿童动作协调障碍的发病率存在一定的差异性。

2.2.4.2 动作协调障碍儿童的注意品质特点

目前,国内关于动作协调障碍的研究并不多,而且研究多从认知机制、患病率调查分析。本研究在前人研究的基础上,对动作协调障碍儿童的注意品质特点进行研究,发现动作协调障碍组与对照组儿童在注意品质总体上存在极显著差异($P<0.001$),表明动作协调障碍组儿童在注意品质上的总体表现明显不如对照组儿童。而国外 Katerina 等(2012)利用 PASS 模型对认知和动作进行了详细的研究,研究中关于注意的选择性和注意分配方面,也表明动作协调障碍儿童存在注意不足;Rosenblum(2013)发现动作协调障碍儿童在执行功能和注意方面存在缺陷;Miri 等(2014)对动作协调障碍成人的研究结果与此一致。关于动作协调障碍儿童注意力缺陷的发病机制,国内外尚无统一观点,但是国内外的许多学者均发现动作协调障碍儿童存在抑制功能缺陷,而抑制功能缺陷将可能导致注意力不足。但这是否可以解释动作协调障碍儿童的注意力问题是由抑制功能缺陷引起?

　　为了进一步了解两组儿童在注意上的差异,本研究对注意的品质进行了全面的分析,结果表明,动作协调障碍组和对照组儿童在注意转移、注意分配、注意广度、注意稳定 4 个维度上均存在极显著差异($P<0.001$)。前者在各个维度上的得分均低于后者,即对照组儿童表现出明显的优势,这进一步验证了动作协调障碍儿童在注意方面的损伤或缺陷,与国内外其他学者的研究结果一致。注意使人们进行信息加工时能根据任务的目标优先选择一部分信息,而抑制另一部分无关信息的干扰,它能使心理活动长时间地保持和集中在当前需要进行的活动中,对人们的心理活动进行监控。当心理活动被无关刺激吸引而发生注意力转移时,它能起到调节作用。当我们进行注意转移实验时,发现动作协调障碍儿童需要很长时间来实现加减法之间的切换,而且当上一个运算计算错误时,他们需要更多的时间来进行下一个计算,而且时常出现连加连减的情况,加减运算很缓慢。同时动作协调障碍儿童在进入测试状态时需要花费更多的时间,而在对当前实验任务注意的保持上,普遍表现偏短,且很容易被一些细微动作、声音等无关刺激干扰,注意的监控、调节、保持功能明显没有对照组儿童表现好。我们都知道,要想实现注意的快速转移,则需要心理活动能快速摆脱无关、错误刺激的干扰,而这一能力的实现需要反应抑制功能。国内外很多学者通过隐蔽性视觉导向测验发现动作协调障碍儿童存在抑制功能缺陷,而这种缺陷影响了

儿童的注意力问题和某些部位的动作应答能力。但是也有些研究通过 GO/NO-GO 实验任务或者其他神经心理学实验发现动作协调障碍儿童不存在明显的抑制功能障碍，动作协调障碍儿童的注意问题与抑制功能无关。也有些研究发现动作协调障碍与小脑病变有一定的关系，因为研究发现小脑病变患者存在注意转移困难和动作障碍问题。那么，到底是何种原因引起动作协调障碍儿童注意力缺陷呢？对此我们还需要进一步研究。注意的稳定性是从时间上来观测心理活动的。在动作协调障碍儿童进行注意的稳定性测验时，对于错综复杂的线段，视觉追踪常常发生混乱，经常进行到一半重新开始，注意保持的时间短，稳定性差。注意广度是从注意的对象上来研究心理活动在同一时间内能够觉察到客体的数量。在进行注意广度测验时，动作协调障碍儿童很难同时知觉到不同方格内圆圈的数量，有的儿童甚至需要数数，而圆圈排列方式的差异促使他们需要花费更多的时间来完成实验任务。注意广度受到刺激物的特点和主体自身学识、经验的影响。动作协调障碍儿童的学习成绩普遍偏低，在精细和粗大动作上有困难，存在语言表达和组织能力上的困难，使意识活动能觉察到的客体数量比较少，与正常儿童形成显著差异。在注意分配测验中，动作协调障碍儿童很难同时对两个刺激对象进行同时加工，经常需要反复比对指定寻找目标与测题，效率低下，常出现顾此失彼和测验中断的现象。大脑在对信息进行加工时容量是有限的，人们要想同时对多个活动进行注意加工，则与刺激对象的特点、主体自身的状态有很大的关系。动作协调障碍儿童在注意分配上表现出来的缺陷性的神经机制，还需要进一步研究。

在动作协调障碍儿童的共病研究中，纯粹的动作协调障碍可以说是特例（Kaplan，1998），动作协调障碍常与其他障碍共病，如 ADHD、学习障碍、语言发育迟缓（Dewey et al.，2002）。Gillberg（1999）研究发现，近 50% 的动作协调障碍儿童符合 ADHD 儿童的诊断标准，同时临床研究发现 50% 的诵读困难学龄儿童存在动作协调问题。这些研究都印证了动作协调障碍与其他障碍共病的情况。本研究在筛选被试时，通过与家长、老师的沟通，发现很多动作协调障碍儿童各个科目的学习成绩都比较糟糕，他们上课注意力不集中，语言组织、表达能力不强，这进一步验证了动作协调障碍与学业不良、诵读障碍共病的情况。这些障碍相互重叠的观点得到了不少理论和实证研究的支持。上述结果提示：动作、语言和注意相互影响，单纯的发展性障碍是一种特例，而几种障碍同时存在才是普遍的现象。这还需要我们通过大量更细致化、更深入的研究来证实。同时，共病研究也说明我们需要更严格地鉴别、筛选被试的诊断标准和评估工具，这样才能找到各类发展性障碍的核心表现，针对不同的研究对象采取不同的干预和管理手段。

关于发展性障碍中学业不良的研究，张曼华等对学习困难儿童和正常儿童的注意品质各维度进行研究分析，发现除注意转移外，学习困难儿童在注意稳定、注意广度、注意分配上与正常儿童比较，均存在显著差异，在各维度上学优生均表现出明显的优势。刘卿等研究表明，学习困难儿童在注意分配上有明显的缺陷，在注意广度上的表现落后于学优生。刘敏关于学优生和学习困难学生的注意品质研究发现，两组儿童在注意品质总体上表现出显著差异。国内外关于学业不良的大量研究均表明学业不良者存在注意缺陷，而在共病研究中，动作协调障碍通常伴随学业不良，而学业不良可能与遗传、脑神经发育、感知情况、生理心理发育情况、学校和家庭的环境、自身对待学习的态度有关，这些原因是否与动作协调障碍儿童存在注意缺陷有一定的关系呢？动作协调障碍和学业不良是否在注意缺陷产生的神经生理机制上存在一定的关联性？这些问题需要进一步探讨研究。

注意是进行任何心理活动和任务必不可少的条件，它监控和调节着人们的心理活动，与意识、感知觉、记忆等认知活动都有着密切的联系。孟祥芝等研究发现，动作协调障碍儿童存在认知缺陷，他们对动作协调障碍儿童进行长时间的追踪调查，发现动作协调障碍儿童的一般智力、视觉和序列加工、阅读和理解能力均表现正常，但是在动作技能上的表现显著劣于对照组儿童，两组之间存在显著差异。李旭东对动作协调障碍儿童进行了认知方面和视空工作记忆方面的 ERP 研究，对动作协调障碍组和对照组儿童进行了数字工作记忆广度、汉字旋转、心算成绩的基本认知能力分析，发现两组儿童在认知方面存在显著差异，动作协调障碍组儿童表现落后于对照组儿童。花静等对苏州地区动作协调障碍儿童进行的功能性行为特征的研究，表明儿童在早期就表现出视空间通道整合障碍。Wilson 等（1988）的研究也表明动作协调障碍儿童在跨通道知觉、动觉和视空间知觉上存在明显的缺陷。Alloway 等（2008）对 6～11 岁的动作协调障碍儿童和特殊语言损害（SLI）儿童的工作记忆和学习研究发现，典型语言技能的动作协调障碍儿童在言语和视空间的短时记忆及工作记忆共 4 个记忆任务上均存在损伤。Williams 等利用手旋转和身体旋转的实验任务，研究被试的动作表象能力，发现严重动作协调障碍儿童存在各方面的动作表象缺陷。国内外大量的研究证明了动作协调障碍儿童在认知上的缺陷。本研究对认知的内在注意机制进行了研究，发现动作协调障碍儿童存在注意缺陷，这与动作协调障碍儿童在其他认知任务（工作记忆、动作表象）上的研究结果一致，该结果进一步支持了动作协调障碍儿童在认知加工方面存在缺陷。

本研究对注意品质的 4 个维度进行探讨，还需要更多的研究来进一步论证支持。在研究过程中，我们未对动作协调障碍儿童在注意品质的各维度进行深入探讨，找出致使这些儿童存在缺陷的原因，这需要我们今后对此进行更深入的研究。

对于不同性别的动作协调障碍组与对照组儿童的分析研究，我们发现他们存在性别的一致性，即不管是男生还是女生，动作协调障碍儿童的表现低于正常儿童。在注意转移维度，动作协调障碍男生与正常同龄儿童存在极显著差异（$P<0.001$），动作协调障碍女生与正常同龄儿童存在显著差异（$P<0.05$）。男生之间的差异之所以比女生之间的差异更显著，可能与男、女生的心理特点及取样的大小有关。

但是从总体水平上看，注意品质在性别上不存在显著差异（$P>0.05$），这与侯东风对长春市中小学生的注意品质测查结果一致。这可能与同龄男、女生身体发育和脑结构及其功能大体发展的一致性相关。仅从数据上看，男生的注意品质各维度平均得分普遍高于女生，而侯东风研究发现女生的注意广度和注意稳定普遍优于男生。研究结果的差异性可能与取样的大小、取样的群体性存在一定的关系，今后可以在不同地域进行大样本调查研究。

随着年级的升高，也可以说随着儿童年龄的增长，大脑的发育都在不断发展成熟。本研究发现，随着年级升高，儿童注意品质的各维度都有明显提高，但是 3 个年级之间的差异无统计学意义。这可能是因为在小学三至五年级,儿童在生理功能、外部环境的影响下,各方面的发展是一个稳步上升的过程,并没有发生突飞猛进的变化。而注意分配、注意稳定、注意广度的均值差表明,小学三、四年级儿童的增长较明显,小学四、五年级儿童的增长不太明显,但注意转移则正好相反。但是经过统计检验,注意品质的各维度在不同年级的表现均不存在显著差异($P>0.05$),这与侯东风对长春市中小学生的注意品质测查结果一致。针对小学三、四年级动作协调障碍组和对照组儿童注意品质的各维度发展水平的具体研究发现,两组之间均存在显著差异,而五年级儿童在注意分配和注意广度上不存在显著差异,这可能与注意的发展水平及样本选取有关。

注意的 4 个维度紧密相关,儿童随着年龄的不断变化,其认知水平、注意力水平都在发展变化。相关研究也表明,注意广度、注意分配、注意稳定、注意转移间存在显著的正相关。这也说明注意稳定性越好,注意广度越大,注意转移和注意分配能力也越强。吴燕(2004)采用眼动仪记录儿童的内源性和外源性外显空间注意转移的实验数据,结果发现学习障碍儿童存在外显注意转移不足,而注意转移不足会影响他们在其他认知任务上的表现。有关注意品质研究的调查发现,有效地展现运动技能需要良好的注意品质,很多运动员因注意不当而发挥失常。所以,提高动作协调障碍儿童的注意品质,对于他们今后的认知表现、学习成绩、社交生活都有极重要的意义。

2.2.5　结论

动作协调障碍儿童与正常儿童比较,在注意品质的各个维度上均存在显著差异,并且各方面的表现均落后于正常儿童。同性别动作协调障碍儿童与同性别正常儿童比较,在注意品质的各维度上均存在不同程度的显著差异。小学三、四年级动作协调障碍儿童与正常儿童比较,在注意品质的各维度上均存在不同程度的显著差异;五年级动作协调障碍儿童与正常儿童比较,在注意稳定、注意转移、注意品质总分上存在显著差异($P<0.05$),在注意分配、注意广度上不存在显著差异($P>0.05$)。随着小学生年级的不断升高,注意力发展水平呈现上升趋势。小学生注意品质发展水平在性别、年级上虽然不存在显著差异,但是男生的表现普遍优于女生。

第 3 章

动作协调障碍儿童视空间注意保持的神经机制

动作协调障碍儿童注意品质研究发现,动作协调障碍儿童普遍存在视空间注意缺陷,然而人们对视空间注意保持在大脑内的信息加工进程尚不清晰。本章在上述研究的基础上,进一步探讨动作协调障碍儿童视空间注意保持的神经机制。

3.1 注意保持概述

3.1.1 注意保持及其相关研究

注意是指心理活动对一定对象的指向和集中,是心理过程的动力特征,是人正确知觉事物的基础,是人认知功能的一个重要成分。注意是人脑完成操作和任务的重要心理条件,是认知活动的一种准备状态,也是智力的相关因素之一。

注意保持(也称注意的稳定性、持续性注意)是指个体有意识地将有限的注意资源保持在同一对象或活动上的心理特性,通常用持续的时间来表示。个体活动在一定时间段内的高效率是注意保持的标志。注意保持可以使心理活动集中在一定的对象上,保证最清晰、最完善、最准确的反应,直至完成活动,达到目的。通常婴幼儿的注意只能维持几分钟,正常学龄前儿童的注意能维持 10 min 左右或更长,儿童注意保持能力在快速发展。同时,性别、年龄、兴趣爱好、意志力等诸多因素会影响个体注意的稳定性。反过来，注意保持能力会影响个体动作协调。

早期研究者关注更多的是注意保持对学习成绩的影响。朱洌烈等（2000）研究发现，学习困难儿童较学习优秀及学习一般儿童存在更多的注意问题，注意力更不集中，更容易分心。凌光明（2001）研究发现，小学低年级学生的有意注意稳定性影响学习成绩；学习困难儿童的有意注意稳定性显著低于学优生。张曼华等（2003）研究发现，除注意转移能力外，学习困难儿童在注意广度、注意保持和注意分配能力上与正常儿童比较都存在显著差异。潘志峰等（2003）研究也发现学习困难儿童有明显的注意力障碍和多动行为。尹霞（2007）研究发现，5～6 岁儿童的注意稳定性发展迅速，存在性别、个体和年龄差异，同年龄段女孩注意稳定性明显高于男孩，6 岁儿童注意稳定性高于 5 岁儿童。郑辉（2008）研究发现，学优组学生的注意稳定性水平比学习中等、学习困难组学生都要高，差异达到显著水平。任文芳（2010）研究发现，学习困难儿童存在广泛的神经心理缺陷，主要表现为以额叶为主的注意、计划和执行功能缺陷，快速命名和言语理解能力不足，较差的精细动作能力，视空间加工能力和视觉运动整合能力不足，以及视觉记忆能力和言语学习能力缺陷。此外，学习困难儿童表现出左右脑功能不平衡的神经心理特征，左脑功能略显不足。

随着研究的不断深入，人们发现动作协调障碍儿童在视空间注意加工上存在缺陷，具体表现为这类儿童在非语言类型的任务中表现不佳，不能取得较好的成绩，包括流利性、工作记忆、抑制等方面（Leonard et al., 2015）。这项研究主要对一组具有动作协调障碍风险的儿童和一组年龄与之相匹配的正常发育儿童进行读写能力的比较，结果发现正常发育儿童的协调能力与字母识别任务的正确率呈正相关，协调能力的习得和执行与读写能力有关，然而这些相关性在动作协调障碍组儿童中并未发现。此外，在对不同方向的字母的视觉记忆、视觉分析能力、视觉辨别能力、视觉注意力和空间方向等大多数指标上，动作协调障碍儿童明显比正常的同龄儿童表现差。这可能是动作协调障碍儿童的执行能力受损，从而导致了该类型儿童在工作记忆、双任务加工、元认知任务方面表现较差（Houwen et al., 2017；Vaivre et al.,2011；Wilson et al.,2013）。也有研究使用 PASS 模型对选择性注意和分配性注意进行研究,结果发现动作协调障碍儿童存在视空间注意缺陷。与正常发育的同龄人比较,这类儿童的注意功能和执行功能存在不足（Koutsouki et al.,2012）。有研究表明,患有动作协调障碍的儿童在视觉、注意力、规划、学习等认知功能上存在困难,从而推断该类型儿童的信息处理系统受损（Asonitou et al.,2012；Ricon,2010；Wilson et al.,2003）。运动障碍与视空间信息处理机制关系密切,与低级知觉功能机制也存在相关性（Tsai et al.,1997）。以上观点与最近的研究结果相一致,动作协调障碍儿童在视空间执行能力、工作记忆、语言流利性和抑制控制能力等方面表现不佳（Alesi et al.,2018）。因此可以得出结论,患有动作协调障碍的儿童具有特殊的视空间障碍。此外,有研究指出,动作协调障碍儿童不仅在运动领域存在缺陷,而且在读写领域也存在不足。尽管动作协调障碍通常被认为只会影响个体运动系统的发展,从而导致儿童的运动表现为笨拙、缓慢和不准确,但是事实上,这类疾病的影响也会延伸到其他认知系统,对个体认知功能造成损害（Alesi et al.,2019）。

3.1.2　评价注意保持能力的客观指标

关联性负变（contingent negative variation,CNV）是反映人脑复杂心理活动的负向电位,其波幅改变受到人脑对事件的准备、期待、注意、动机等的影响,与被试注意保持能力密切相关。CNV 波幅的改变与注意、警觉、动机等因素密切相关。

CNV 又称伴随负反应、伴随性负变或期待波（expectancy wave,EW）,由 Walt 等（1964）最早发现。它是在给被试一个命令刺激（S_2）之前先给一个警告刺激（S_1）。S_1 为预备信号（如一个短纯音或一个喀声）,S_2 为命令信号（如另一个短纯音或者一个闪光）,两个刺激一般相距 1～2 s,要求被试在命令信号 S_2 出现后尽快做出某种按键反应。从预备信号 S_1 后 200～300 ms 到命令信号 S_2 完成反应之前,在额叶或顶叶可以记录到一个负相持续时间较长的偏转电位,即 CNV。人们通常把 Walt 的实验方法称为标准 CNV 或经典 CNV 实验方法（图 3–1）。

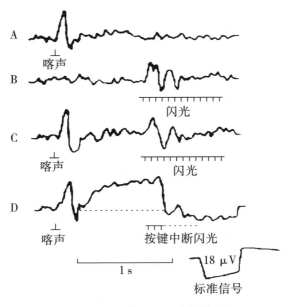

图 3-1　Walt 等 (1964) 获得的 CNV

CNV 有 3 个亚成分。①CNV 早成分 (initial CNV, iCNV)：即 S_1 后 500 ~ 750 ms 的负相偏转。早成分反映了朝向反射和运动准备，其生理基础最有可能位于前扣带回。②CNV 晚成分 (late CNV, lCNV)：即 S_2 前 200 ms 到 S_2 的负相偏转，Brunia (1988) 研究发现 lCNV 与任务期待和运动准备过程有关。lCNV 可反映注意保持，其生理基础是初级运动区、辅助运动区和次级感觉皮质 (Bender et al., 2006)。lCNV 分布于中央区和顶区，它反映了辅助运动区、初级运动区、顶叶和次级感觉皮质的高级运动准备和感知注意。lCNV 可作为反映注意保持能力的恰当指标。③命令信号后负变化 (postimperative negative variation, PINV)：当被试对命令信号 S_2 做出反应后，负相电位会很快地回到基线，通常把命令信号 S_2 后偏转至基线的这部分负相电位称为命令信号后负变化，即 PINV。PINV 反映了对侧初级运动区和辅助运动区的运动估计及高级联想区的偶然性估计。

研究方法：刺激 (包括 S_1 和 S_2 两种刺激) 的性质是不同的，一般常规用闪光和短声信号，且闪光和短声信号均可作为警告刺激 (S_1) 或命令刺激 (S_2)。S_1 与 S_2 的时间间隔一般为 1 ~ 2 s，不能短于 0.5 s，以便 CNV 能充分发展,若相隔 $10 \sim 15$ s,就会产生阴性结果。分别用 0.8 s、1.6 s、4.8 s 来比较 $S_1 \sim S_2$ 间隔所产生 CNV,发现相隔 4.8 s 时,CNV 波幅明显降低。Walt 曾指出,成对的 $S_1 \sim S_2$ 与下一次成对刺激的间隔时间应没有规律性,应控制在 $3 \sim 10$ s,使成对刺激产生的 CNV 有足够的时间恢复。由于 CNV 波幅较低,所以每个被试必须平均做 $10 \sim 20$ 次实验。

分析指标包括:①基本波形及亚成分,主要观察预备信号 S_1 后 CNV 及 PINV;②潜伏期(以 ms 计),主要指标有 A、$A \sim S_2$、$S_2 \sim C$、$A \sim C$、$A \sim S_2$ 与 $S_2 \sim C$ 的比值;③波幅,主要指标有 CNV、lCNV、PINV 的平均波幅;④面积(基线上方曲线的面积),主要指标有 $A \sim S_2$ 面积和 PINV 面积;⑤反应时。

3.1.3 关联性负变的理论假说

3.1.3.1 期待理论假说

Walt 认为 CNV 出现的主要原因是被试对命令信号 S_2 的期待。其依据是关于改变命令信号 S_2 出现概率的实验。实验中预备信号 S_1 总是出现,但命令信号 S_2 不一定出现,破坏 S_1 与 S_2 之间的伴随性。这样就降低了被试对 S_2 的期待程度。结果发现,随着 S_2 出现概率的降低,CNV 波幅也相应降低。

3.1.3.2 意动理论假说

Low 等认为,意动(即进行一种动作的意向)是决定 CNV 出现的主要心理因素。他们通过实验发现,当要求被试增加反应量时,CNV 波幅随之升高;当运动反应可以切断 S_2 时,比没有这种效果时 CNV 波幅要高。他们在灵长类动物和人身上进行的实验都说明了意动是 CNV 的重要因素。

3.1.3.3 动机理论假说

该假说认为,CNV 波幅与被试的动机水平有相关性。一些实验支持了动机理论假说。实验时若增加觉察难度,减小 S_2(声音变小),提高被试觉察 S_2 的努力程度时,CNV 波幅将会升高;若指导被试保持对 S_2 的警觉,则可提高 CNV 波幅。这一假说可以解释被试没有运动反应时也会出现 CNV 的现象。但对有些现象尚不能用此假说解释,例如,分心或增加被试实验任务的难度,从而提高他们的努力程度时,CNV 波幅却随之减小。

3.1.3.4 注意与觉醒假说

该假说认为,CNV 和注意、觉醒这两种心理过程均有关系;CNV 波幅与注意呈正比,例如,当被试分心时 CNV 波幅降低。主要表现在:①被试进行了对分心刺激物信息加工,表现在被试记住了分心刺激物;②对 S_2 的信息加工受到了影响,表现为被试的反应时延长。当反应速度加快时,CNV 波幅升高。这些实验都说明注意因素在 CNV 中起着重要作用。Tecce 还认为,在 CNV 过程中,觉醒因素是不可忽视的。动物实验表明,CNV 的产生涉及与觉醒有关的皮质下机制,如网状结构和丘脑;而且由于 $S_1 \sim S_2$ 的时间间隔在同一项实验中是固定的,被试可于 S_2 后预知 S_1 何时出现,就有可能提高 $S_1 \sim S_2$ 的觉醒水平,于是 Tecce 在提出注意假说的同时也提出了觉醒假说。根据该假说,CNV 波幅与觉醒水平呈倒 U 字形关系。也就是说,当要求被试增强注意时,CNV 波幅随觉醒水平的提高而升高;当要求被试处于紧张状态时,CNV 波幅随觉醒水平的提高而下降。上述被试 S_2 注意力加强的实验,即意味着 $S_1 \sim S_2$ 觉醒水平的提高。因此,可以说明 CNV 波幅与觉醒水平呈正相关,这就构成了曲线的上升段。至于曲线的下降,则与分心有关。分心使 CNV 波幅降低,同时提高了被试的紧张性觉醒水平,因为此时测得被试的心率加快,反应时缩短。

上述假说虽然各有一定的实验依据,但均不能完全解释 CNV 的心理因素。从积累的研究可以看出,与 CNV 相关的不是单一的心理因素,而是一个复杂的心理加工过程。

3.1.4 关联性负变的应用研究

CNV 实验范式是研究注意保持的适宜方法。研究发现,CNV 产生于前额叶皮质。CNV 波形与注意变化呈正比。前额叶损伤与 CNV 关系的实验研究表明,前额叶损伤引起同侧半球各部位 CNV 波幅普遍减小,对侧半球不变。这一实验表明前额叶在注意保持中起着重要作用。目前研究者普遍认为,CNV 波幅与被试做出反应的时间即反应时有一定关系,反应时短,CNV 波幅就大,也就是被试的注意保持增强了。CNV 与人脑对事件的准备、期待、注意、动机等心理活动相关,尤其与被试注意保持能力的关系最密切。

lCNV 可反映注意保持,其生理基础是初级运动区、辅助运动区和次级感觉皮质。lCNV 分布于中央区和顶区,它反映了辅助运动区、初级运动区、顶叶和次级感觉皮质的高级运动准备和感知注意。CNV 可作为反映注意保持能力的恰当指标。国内学者魏景汉等(1988、1990、1991)通过 CNV 的系列研究,也表明注意是 CNV 的重要构成心理因素。

退伍军人创伤后应激障碍(PTSD)患者有较大的额部 CNV,但有较小的中央区和顶部 CNV。CNV 峰值上升表示了前额叶的脑干网状结构的激活。有研究显示,患孤独症婴儿 CNV 无反应,即不存在或者仅偶尔出现。Prichep 等研究发现,注意缺损障碍(ADD)的 CNV 与对照组之间没有显著差异。Bender 等(2007)研究显示,脑损伤可以引起 CNV 的变化,偏头痛儿童的 CNV 及亚成分与对照组存在显著差异。研究发现,攻击性儿童的感知编码、注意和记忆等认知能力较差,其执行功能受损,精神分裂症患儿 CNV 波形不规则,A 点潜伏期明显延迟,CNV 和 PINV 平均波幅低于对照组,焦虑症和抑郁症患者的 CNV 研究也得到类似结论。

事件相关电位(ERP)技术被认为是观察人脑心理活动的窗口,就时间进程而言,尤其在强调实时性的研究中,ERP 技术具有得天独厚的优势。ERP 技术在心理学、生理学、认知神经科学及临床医学等领域中得到了广泛的应用,被誉为"观察脑功能的窗口",具有很高的应用和研究价值。ERP 以其时间分辨率高、非创伤性和适应年龄广等优点成为研究学习困难儿童注意保持的一种适宜方法。已有研究表明,学习困难儿童普遍存在注意功能缺陷,存在着更多的注意问题,注意力更不集中,更容易分心。在 ERP 的研究中,CNV 实验范式是研究注意保持的适宜方法。

3.2 动作协调障碍儿童视空间注意保持的神经机制研究

对发育性协调障碍儿童视空间注意保持的研究多基于行为数据,神经机制研究多采用 MRI 技术,其优点是空间分辨率高,不同被试的脑区激活程度不同,然而,在时间信息加工进程上并不清晰。基于此,本研究采用 ERP 技术,重点探讨动作协调障碍儿童视空间注意保持在大脑内的时间加工进程及其动态变化。ERP 技术的优点是具有高时间分辨率,是人的大脑对刺激信息从最初的感觉加工一直到后期的认知加工过程的实时反应。将该技术用于研究动作协调障碍儿童的视空间注意保持的特点,将特定刺激所诱发的反应与特定的脑区激活相联系,有助于探明视空间注意保持信息加工特点及其神经机制。

3.2.1　研究目的

探讨动作协调障碍儿童与正常儿童在视空间注意保持实验中行为学和电生理学上的差异,进一步发现动作协调障碍儿童视空间注意保持的神经电生理机制。

3.2.2　研究假设

假设 1:在视空间注意保持实验中,动作协调障碍组与对照组被试的反应时存在显著差异。

假设 2:动作协调障碍组与对照组在不同时段的 CNV 平均波幅及潜伏期存在差异。

3.2.3　研究对象和方法

3.2.3.1　被试

选取河南省邓州市赵集镇 2 所小学 7~10 岁的 1200 名学生,按照顺序完成瑞文智力测验、动作协调障碍问卷和 M-ABC 测试。根据问卷和测试的结果,再让平时与儿童接触最多的老师、父母参考 DSM-5 中动作协调障碍的诊断标准进行筛选,最终确定动作协调障碍儿童和正常儿童各 24 名。两组儿童年龄均在 7~10 岁,其中男生 12 名,女生 12 名,男女比例为 1∶1,均为右利手,视力正常。

3.2.3.2　实验材料

所有材料采用 E-prime 2.0 软件进行编程,刺激呈现在显示屏中央。实验为二对一进行,主试坐在电脑前实时监控实验进度,助手坐在被试身边,保证被试专心完成任务并及时解决意外情况。台式苹果牌电脑 14 寸,显示器分辨率为 1920×1080,脑电记录设备为美国 EGI 公司的 64 导脑电采集系统。被试坐在显示器正前方约 60 cm 处,眼睛与显示器中央呈 15°视角。实验开始前助手帮助被试熟悉键盘的使用,实验场所保证安静且无噪声。

3.2.3.3　实验设计

采用经典 CNV 范式,实行被试类型(2 个水平:动作协调障碍组、对照组)×电极点(3 个水平:C3、Cz、C4)两因素混合实验设计,其中电极点为被试内设计,被试类型为被试间设计。

3.2.3.4　实验程序与任务

实验采用 CNV 经典实验范式(图 3-2)。在实验过程中,有 2 个图片会接替连续出现,分别是黄灯(提示刺激)和红灯(目标刺激),两张图片均呈现 200 ms 后自动消失。首先屏幕中央会出现一个白色注视点,接着出现黄灯 S_1(提示刺激),持续呈现 200 ms 后自动消失,然后间隔 1500 ms 呈现红灯 S_2(目标刺激)。实验前提前告知被试在看见黄灯图片时要做好按键准备,看到红灯图片时立刻按下"B"键进行反应,即完成一个 trail。实验中每两个 trail 之间的时间间隔在 3 ~ 10 s。在开始实验前有一个练习阶段,共 10 个 trail,练习结束后会出现一个选择的界面,熟练掌握就可以开始正式实验。如果未掌握,可以进行再一次的练习,直至被试理解实验任务要求。然后开始正式实验,正式实验一共 50 个 trail。

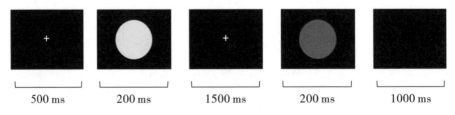

| 500 ms | 200 ms | 1500 ms | 200 ms | 1000 ms |

图 3-2　CNV 经典实验范式

3.2.3.5　数据统计与分析

采用 SPSS 22.0 对所有数据进行重复测量方差分析。描述性统计(标准差与平均值)用于描述所有的结果变量。对行为数据的反应时、正确率进行单因素方差分析;对电生理学数据 P 值采用 Greenhouse-Geisser 法矫正。

使用美国 EGI 公司的 ERP 记录系统,采用 64 导放大器和脑电帽记录脑电图(electroencephalogram,EEG)信号,使用 Net station 软件进行离线处理。参考电极为全脑平均,滤波带通为 0.1~30.0 Hz,采样率为 500 Hz,头皮电阻小于 5 kΩ。EEG 分段从刺激前 500 ms 到刺激后 3000 ms,共 3500 ms。基线校正选取刺激前 500 ms。在数据处理中,被试眨眼、眼动和其他伪迹波幅超过 ±140 μV,在叠加中被自动剔除,电极帽上已包括眼电的电极。以往研究表明,CNV 成分通常在顶中央区时,波幅达到最大值,所以本研究选取 3 个电极点(C3、Cz、C4)的波幅和潜伏期进行分析。CNV 的分析时段分别为 500~1000 ms(初始 CNV),1000~1500 ms(中期 CNV)和 1500~2000 ms(晚期 CNV)。本研究主要采用平均波幅测量法对 CNV 成分的各个时间阶段进行统计分析,实际每种条件下叠加次数均在 25 次以上。随后比较两组儿童之间差异是否具有统计学意义,以 $P<0.05$ 为差异有统计学意义。因为 CNV 波幅在头皮记录时以中央区波幅最高,故以 Cz 的 CNV 波形为分析指标。分析内容如下。①潜伏期(单位为 ms):CNV 负变化起点($S_1 \sim A$),见图 3-3。②平均波幅(单位为 μV):初始 CNV 平均波幅、中期 CNV 平均波幅和晚期 CNV 平均波幅。

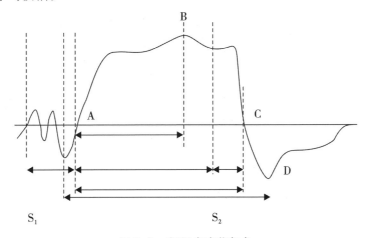

图 3-3　CNV 负变化起点

3.2.4　结果分析

3.2.4.1　行为结果

对动作协调障碍组和对照组被试平均反应时进行重复测量方差分析，结果表明，组别的主效应显著$[F(1,46)=6.847,P=0.012,\eta^2=0.13]$，动作协调障碍组儿童反应时$[(483.525\pm30.79)\,ms]$长于对照组儿童反应时$[(367.134\pm32.1)\,ms]$。说明动作协调障碍儿童的视空间视觉注意保持能力显著低于正常儿童。

3.2.4.2　脑电结果

(1)两组儿童CNV负变化起点及潜伏期比较：如表3-1所示，采用重复测量方差分析对CNV负变化起点的平均波幅进行统计分析，其中电极点主效应显著，被试类型主效应、电极点与被试类型的交互作用均不显著。对动作协调障碍组$[(251.722\pm1.304)\,ms]$和对照组$[(247.972\pm1.304)\,ms]$的CNV负变化起点的潜伏期进行重复测量方差分析，其中被试类型主效应显著，进一步分析表明，动作协调障碍组比对照组的CNV起点延迟，动作协调障碍组的CNV负变化潜伏期显著长于对照组；电极点主效应、电极点与被试类型的交互作用均不显著，具体见图3-4。

表3-1　CNV负变化起点的平均波幅及潜伏期比较

成分	类型	变异来源	df	F值	P值	η^2
CNV负变化起点	波幅	被试类型	1	0.03	0.848	0.00
		电极点	2	3.18	0.046	0.06
		电极点×被试类型	2	0.64	0.530	0.01
	潜伏期	被试类型	1	4.13	0.048	0.08
		电极点	2	0.22	0.798	0.00
		电极点×被试类型	2	0.71	0.493	0.01

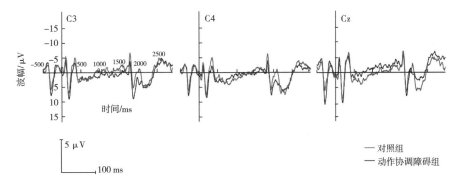

图 3-4　动作协调障碍组和对照组儿童 CNV 负变化起点比较

（2）两组儿童 CNV 比较：在 CNV 实验中，动作协调障碍组和对照组均诱发出了明显的 CNV 波形，从选取电极点的波形图和脑地形图中可以观察到 CNV 成分的时间和空间分布情况。

1）500 ~ 1000 ms 时段 CNV 平均波幅比较，被试类型主效应显著 $[F(1,46)=7.057, P=0.011, \eta^2=0.133]$，进一步分析表明，动作协调障碍组的 CNV 平均波幅显著低于对照组。电极点与被试类型的交互作用显著 $[F(1,46)=3.366, P=0.039, \eta^2=0.068]$，进一步分析发现，在 Cz 电极点上，动作协调障碍组的 CNV 平均波幅 $[(4.982\pm1.124)\mu V]$ 显著低于对照组的 CNV 平均波幅 $[(-0.216\pm1.124)\mu V]$（$P=0.002$，见图 3-5 和图 3-6）。

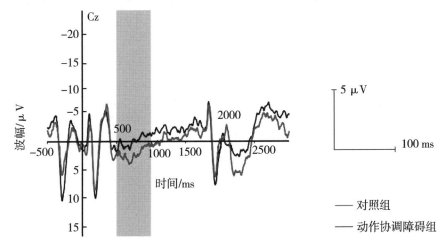

图 3-5　动作协调障碍组和对照组儿童在 500 ~ 1000 ms 时段 CNV 比较

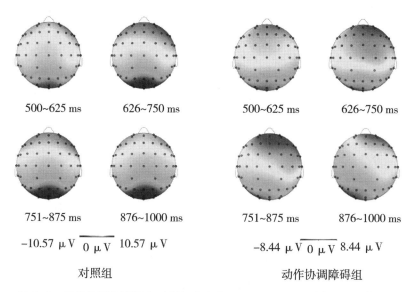

500~625 ms　　626~750 ms　　　　500~625 ms　　626~750 ms

751~875 ms　　876~1000 ms　　　751~875 ms　　876~1000 ms

−10.57 μV $\overline{0\ μV}$ 10.57 μV　　　−8.44 μV $\overline{0\ μV}$ 8.44 μV

对照组　　　　　　　　　动作协调障碍组

图3-6　动作协调障碍组和对照组儿童在500~1000 ms 时段 CNV 地形图

2）1000~1500 ms 时段 CNV 平均波幅比较，被试类型组别主效应显著 $[F(1,46)=5.634,P=0.022,\eta^2=0.109]$，进一步分析表明，动作协调障碍组的 CNV 平均波幅显著低于对照组。电极点主效应显著 $[F(1,46)=5.693,P=0.005,\eta^2=0.11]$。电极点与被试类型的交互作用显著 $[F(1,46)=6.295,P=0.003,\eta^2=0.12]$，进一步分析发现，在 Cz 电极点上，动作协调障碍组的 CNV 平均波幅$[(2.746\pm1.255)μV]$显著低于对照组的 CNV 平均波幅 $[(-3.131\pm1.255)μV](P=0.002$，见图3-7 和图3-8）。

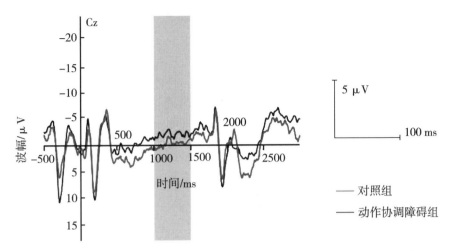

图 3-7　动作协调障碍组和对照组儿童在 1000～1500 ms 时段 CNV 比较

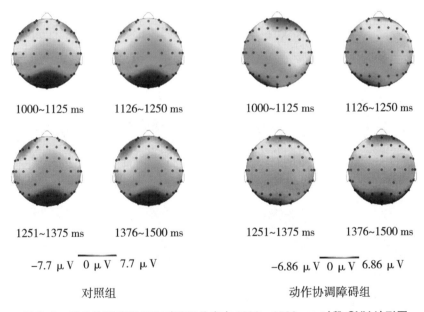

图 3-8　动作协调障碍组和对照组儿童在 1000～1500 ms 时段 CNV 地形图

3)1500～2000 ms 时段 CNV 平均波幅比较,被试类型主效应显著[$F(1,46)=4.277,P=0.044,\eta^2=0.085$],进一步分析表明,动作协调障碍组的 CNV 平均波幅显著低于对照组。电极点主效应显著[$F(1,46)=4.534,P=$

$0.013,\eta^2=0.09$]。电极点与组别的交互作用显著[$F(1,46)=4.962,P=$ $0.009,\eta^2=0.097$],进一步分析发现,在 Cz 电极点上,动作协调障碍组的 CNV 平均波幅[$(2.195\pm1.221)\mu V$]显著低于对照组的 CNV 平均波幅 [$(-3.192\pm1.221)\mu V$]($P=0.003$,见图3-9和图3-10)。

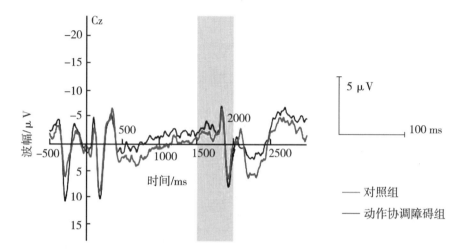

图3-9　动作协调障碍组和对照组儿童在1500~2000 ms时段CNV比较

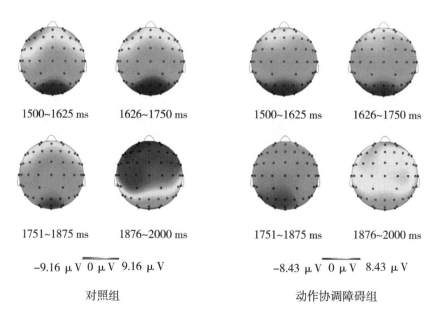

图3-10　动作协调障碍组和对照组儿童在1500~2000 ms时段CNV地形图

　　4)两组儿童 CNV 平均波幅比较:采用重复测量方差分析对发展协调障碍组和对照组的 CNV 平均波幅进行统计分析,其中在 500 ~ 1000 ms 时段 CNV 平均波幅被试类型主效应显著 $[F(1,46) = 7.057, P = 0.011, \eta^2 = 0.133]$,进一步分析表明,动作协调障碍组的 CNV 平均波幅 $[(1.216 \pm 0.927)\mu V]$ 显著低于对照组 $[(4.699 \pm 0.927)\mu V]$;在 1000 ~ 1500 ms 时段 CNV 平均波幅被试类型主效应显著 $[F(1,46) = 5.634, P = 0.022, \eta^2 = 0.109]$,进一步分析表明,动作协调障碍组的 CNV 平均波幅显著低于对照组 $[(-0.996 \pm 1.095)\mu V$ 与 $(2.710 \pm 1.095)\mu V, P = 0.022]$。在 1500 ~ 2000 ms 时段 CNV 平均波幅被试类型主效应显著 $[F(1,46) = 4.277, P = 0.044, \eta^2 = 0.085]$,进一步分析表明,动作协调障碍组的 CNV 平均波幅显著低于对照组 $[(-1.032 \pm 1.062)\mu V$ 与 $(2.075 \pm 1.062)\mu V, P = 0.044]$。因此,两组被试之间的被试类型主效应显著,动作协调障碍组的 CNV 平均波幅均低于对照组的 CNV 平均波幅(图 3-11)。

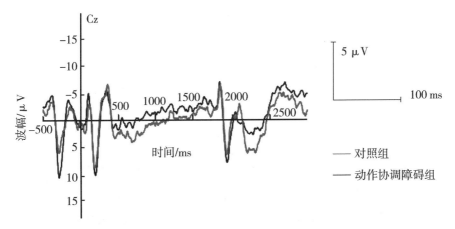

图 3-11　动作协调障碍组和对照组儿童 CNV 平均波幅比较

3.2.5　讨论

　　本研究的目的是探讨动作协调障碍儿童视空间注意保持的特点及其神经机制。动作协调障碍具有复杂的神经机制,以往研究指出这类障碍与很多认知过程密切相关,然而动作协调障碍与注意保持的相关研究却很少。

CNV是在特定刺激条件下产生的诱发脑电活动,它是通过标准化的过程(S_1—S_2—运动反应)所形成的稳定慢电位,可以反映人脑对事件的准备、期待和注意等状态,能够提供较多的定量分析指标,可以为动作协调障碍儿童与正常发育的同龄人之间存在的差异提供电生理改变的客观依据。CNV的皮质活动会受到大脑皮质锥体细胞的顶树突、中脑及网状结构等部位的影响(张明岛等,1996;Ogura et al.,1996)。

行为实验结果表明,动作协调障碍组儿童的按键平均反应时显著长于对照组儿童,该结果与其他学者研究结果一致,表明两组儿童的注意保持能力存在差异,动作协调障碍儿童的注意保持能力显著低于正常发育的同龄人,这类儿童注意力不稳定,容易分心。有学者认为,CNV波幅与被试对特定刺激做出反应的反应时存在相关性,反应时与CNV波幅呈负相关,反应时越短,CNV波幅越大,也就是被试的注意保持能力越强,即注意保持时CNV波幅升高,注意分心时CNV波幅降低(Barratt,1967;Tecce,1972)。多数学者认为,反应时越短,CNV波幅越大,即CNV波幅与被试做出反应的时间长短呈负相关,反应时越长说明注意力越不容易集中(Barratt,1967;Falkenstein et al.,1991;Gaillard et al.,1980)。本研究结果表明,动作协调障碍儿童视空间注意保持存在不足。

脑电数据也表现出与行为结果的一致性。本研究结果表明,早期加工中,动作协调障碍组儿童CNV平均波幅显著低于对照组儿童;在1000 ~ 1500 ms时段的加工中,动作协调障碍组儿童CNV平均波幅显著低于对照组儿童;在晚期加工中,动作协调障碍组儿童的CNV平均波幅显著低于对照组儿童;动作协调障碍组儿童CNV负变化起点比对照组儿童延迟,负变化潜伏期显著晚于对照组儿童。这些结果表明,在时间进程的加工过程中,动作协调障碍儿童的注意保持能力存在缺陷。CNV波幅是反映注意保持的一个重要指标。研究表明,CNV波幅升高,意味着多巴胺系统和胆碱系统占据了主导地位;而CNV波幅降低,则与多巴胺系统活动过弱及临床上情绪不佳、思维迟滞有关(肖泽萍等,2003;Boksem et al.,2006)。当注意力集中时,CNV波幅升高,当注意力分散时,CNV波幅降低。有研究进一步指出,CNV波幅低是注意力高度分散的表现(张明岛,1996)。实验结果显示,在不同时段动作协调障碍组儿童的 CNV 平均波幅均显著低于对照组儿童。在本研究中，动作协调障碍儿童 CNV 平均波幅降低可能提示神经系统中多巴胺系统活动减弱，进而对儿童的大脑产生损害。同时，本研究结果证实了动作协调障碍儿童视空间注意保持的加工过程存在不足。

在本研究中，CNV 潜伏期能够反映大脑对刺激进行编码、分类加工、识别、决策等内在加工时间的进程。动作协调障碍儿童 CNV 潜伏期延长，说明该儿童对提示刺激投入的资源过多，但是在提示刺激出现后，开始期待的时间晚于正常儿童。说明动作协调障碍儿童大脑的感知容量小，可以利用的心理资源少，心理资源分配能力弱。这可能是由于动作协调障碍儿童存在运动能力不足，较少参与社交活动和体育运动，导致其无法处理好学校、父母、社会之间的关系，容易产生焦虑、孤独、抑郁等心理问题，甚至患上精神疾病和出现自杀行为，而这些心理异常和精神病性行为反过来对儿童的大脑产生一定的影响，进而对儿童的认知功能造成损害。大量证据表明，不良的运动规划是动作协调障碍儿童的一个核心特征（Adams et al.，2016）。动作协调障碍儿童无法像正常同龄人一样有效地想象和完成更复杂的任务，这表明他们的预测模型存在缺陷，因此无法合理分配心理资源（Bhoyroo et al.，2019）。本研究结果显示，动作协调障碍儿童与对照组儿童比较，CNV 负变化起点延迟，潜伏期延长及平均波幅降低，表明动作协调障碍儿童可能存在唤醒状态、期待、注意等认知功能的异常，与以往的研究结果一致（李玲等，2008）。

动作协调障碍组儿童在早期加工（500～1000 ms 时段）中与对照组儿童的波幅存在显著差异，前者波幅显著低于后者，说明动作协调障碍儿童的注意保持能力受损，注意力不稳定，导致其对靶刺激的时间估计能力较差，不能提前为靶刺激的出现做好按键准备，从而对晚期加工认知控制产生影响。在 500～1000 ms 时段的加工过程中，看到提示刺激后，被试开始进行早期阶段的知觉加工，这里的加工主要指时间知觉加工。Pfeuty 等（2003）研究表明，CNV 早成分可以反映警告刺激的朝向活动。动作协调障碍儿童早期加工的波幅低于正常儿童，说明动作协调障碍儿童对刺激加工不够深入，时间信息积累不够，认知控制能力不足。动作协调障碍儿童 CNV 平均波幅较低，说明动作协调障碍儿童的期待感不强,高级运动准备和感知注意力存在缺陷,初级运动区和辅助运动区没有得到完全的激活。先前的研究也表明,动作协调障碍儿童在视空间执行能力、工作记忆、语言流利性、抑制控制能力等方面表现不佳(Alesi et al.,2018)。

动作协调障碍组儿童在晚期加工(1500~2000 ms 时段)中与对照组儿童的波幅存在显著差异,前者波幅显著低于后者,表明动作协调障碍儿童具有注意保持的品质,只是这一功能减弱了。lCNV 可以反映注意保持,与任务期待及运动准备过程有关(Damen et al.,1987),主要分布于大脑顶区和中央区,它主要是对辅助运动区、初级运动区、顶叶、次级感觉皮质的高级准备和感知注意的反映(郭亚恒,2012;Bender et al.,2003;Gomez et al.,2001)。研究表明,在时间进程中,时间信息累积越多,刺激加工强度越大,CNV 波幅越高,即 CNV 波幅有可能是对时间信息累积过程的反映(Mcadam,1966)。动作协调障碍儿童较正常儿童 CNV 波幅小,说明这类儿童对刺激进行加工的过程存在不足,时间信息积累不够,注意力不集中。

从总体来看,对照组儿童从早期加工一直到晚期加工结束,CNV 波形稳定且并未出现明显波动。而动作协调障碍组儿童 CNV 平均波幅从早期加工到晚期加工结束,波幅呈递减趋势,注意保持能力越来越弱,这与以往的研究结果一致(周平,2019)。这可能与动作协调障碍儿童多巴胺能系统活动较弱,情感调节通道受损有关(吕静,2005)。波幅降低除了代表被试注意保持能力较差以外,还表示被试将不必要的资源用在与任务无关的刺激上,从而导致可利用的心理资源不足(王国锋,2007)。动作协调障碍组儿童的晚期波幅下降,表明动作协调障碍儿童具有注意保持的品质,只是这一功能减弱了。两组 CNV 平均波幅在 Cz 点时达到最高,波形特征最明显,与以往的研究结果一致(周平,2019;Olbrich et al.,2002)。研究发现,CNV 产生于前额叶皮质,有学者认为当注意保持能力增强时,CNV 波幅也会升高,CNV 峰值的上升代表前额叶脑干网状结构的激活(Bender et al.,2007),前额叶在注意保持过程中具有重要作用。动作协调障碍儿童 CNV 波幅呈递减趋势,说明在完成任务的过程中,该儿童的注意保持能力逐渐下滑,前额叶网状结构激活不充分。有研究表明,动作协调障碍儿童执行与其核心缺陷(即运动缺陷)有关的认知任务时,与此任务相关的重要脑区就会表现出激活不足,这主要是由于动作协调障碍儿童的行为和运动能力较差(丁颖等,2015)。因此我们不难发现,动作协调障碍儿童脑功能活动异常的原因可能与认知障碍缺陷、不同阶段的认知加工特点有关。从结果可以看出,CNV 波幅是反映注意保持进行的一个很有价值的指标。

3.2.6　结论

动作协调障碍儿童注意保持存在缺陷,前额叶网状结构激活不充分可能是导致儿童出现动作协调障碍的重要原因之一。

本章彩图

第 4 章

动作协调障碍儿童视空间注意范围的神经机制

注意范围是指人们在同一时间内知觉到的对象数量而不考虑知觉对象的言语或非言语特性。注意范围可以说是知觉的广度,人们所知觉的对象越多,注意的广度越大;知觉的对象越少,注意的广度越小。注意范围是影响动作有效性的重要因素之一,本章将进一步探讨动作协调障碍儿童视空间注意范围的神经机制特点。

4.1 注意范围概述

4.1.1 注意范围相关研究

在国外众多注意范围的研究中,多数人认为人类注意系统显著的特点之一是可利用的资源有限。当执行视觉搜索任务时,与任务相关的视觉信息量往往会超过可由注意力系统处理的最大信息量。在这种情况下,自上而下的注意控制对于合理利用这种有限的资源进行注意处理起着关键作用。注意的聚光灯理论认为,由于供给视觉注意加工的能源是有限的,给定的注意范围越小,单一刺激物能够得到的加工资源也就越多(Bartolomeo,2013;Jones et al.,2007)。这个理论也得到了一些神经证据的支持。例如,当人们注意到某个区域时,该区域的部分视觉皮质显示出增强的趋势(Brefczynski et al.,1999;Somers et al.,1999;Tootell et al.,1998)。视觉理论中最突出的是注意范围假说。注意范围已被证明与单词阅读表现有关（Germano et al.，2014；Zoubrinetzky et al.，2016）。此外，注意范围也被发现与其他识字技能相关，包括文本阅读（Boer et al.，2014）和拼写（Bergen et al.，2015）。研究结果表明，注意范围随时间的变化非常稳定，并得出了注意范围与阅读成绩之间存在纵向关系（Boer et al.，2018）。从神经生理学的角度来看，视觉皮质的特征就是通过注意范围的大小来调节注意力，从而处理资源的。例如，在视觉搜索任务中，随着注意范围的缩小，特定视黄酮视觉皮质的神经活动水平降低，这就反映了一个观点，即同时处理多个目标或位置的能力会受到视觉皮质可用资源的限制（Franconeri et al.，2013）。多数学者认为，在较小注意范围内的搜索任务中，观察者的搜索速度和准确性明显优于在较大注意范围内的搜索任务（Castiello et al.，1990；Greenwood et al.，1999；Greenwood et al.，2004；Greenwood et al.，1997；Luo et al.，2001；Song et al.，2006）。其他的相关研究也支持了这一观点。随着搜索范围的缩小，被试的搜索速度会加快，目标刺激所诱导的神经活动受注意范围大小变化的调节（Luo et al.，2001）。

国内多数学者认为注意系统在认知过程中扮演着重要的角色，它与脑的其他系统相互影响。当个体对某个区域产生注意时，这区域就是注意的中心，而其他一小部分区域就处于注意范围的边缘，绝大多数区域则在范围以外（叶奕乾等，2010）。也有研究者发现，在注意所有品质中，注意范围与学生的学习成绩关系最密切（赵勇，2008）。一般来说，注意范围中个体的排列组合越集中，个体之间的联系就越紧密，也越能成为有机联系的整体，注意范围就会随之扩大（丁锦宏等，2012）。注意范围的大小是儿童视觉能力和视觉分辨能力高低的体现（张曼华等，1999）。高文斌等通过研究视空间内注意范围的脑内时程的动态变化发现，在视觉注意信息的加工过程中，与刺激物有关的信息的加工速度及其相关神经生理学活动的强度主要与注意范围的比例关系密切，而不是仅仅只和注意范围之间存在简单的线性关系（高文斌等，2002）。注意范围等级提示效应的大小可以对早期视觉皮质的神经活动进行调节，在一定的注意比例范围内，注意范围与反应时、脑皮质活动强度之间的关系呈正相关，但是一旦超过了一定大小的注意范围，就不会再出现明显的等级效应（段青等，2005）。与成人有关的研究表明，早期的视觉皮质产生的活动可以被有效提示范围大小的变化所调节,注意搜索的时间随提示范围的增大而变长(孙延超等,2012)。一般认为,波幅主要是反映信息加工过程中心理负荷的强度,波幅的大小与神经皮质中神经元激活的数量呈正相关,即波幅的大小会根据注意资源分配的增加而增大(宋为群等,2004)。

4.1.2　注意范围与学习障碍相关研究

国外许多研究发现,视空间注意范围缺陷区别于语音缺陷,独立存在于阅读困难儿童身上。Bosse 等比较了阅读困难儿童与阅读正常儿童在整体报告任务中的差异,发现一些儿童只表现出语音缺陷或注意范围缺陷。这说明至少在一些被试中,语音缺陷和注意范围缺陷可作为独立的因素引起阅读困难。个案研究更深入地阐释了阅读困难儿童(无语音缺陷)注意范围缺陷的机制。如 Valdois 等对一名法语和西班牙语双语阅读障碍女孩进行行为及神经机制方面的干预。她表现出严重的注意范围缺陷,但是具有正常的语音技能。经过对其注意范围进行积极干预,她的注意范围得到显著扩大。基于该结果,被试的整体阅读速度得到明显提高,在法语阅读中,这种效果尤其明显。同时,研究者在被试进行注意干预前后对其大脑进行 fMRI扫描,发现大脑两侧的布洛克区被激活水平明显增加。说明较好的同时加工多个视觉对象的能力是成功阅读的重要因素,由此强调了视觉注意范围在阅读中的重要作用。另外,两个大样本研究也支持注意范围能力与语音加工技能分别作为独立的因素影响阅读困难。Bosse 认为,阅读困难儿童或者伴有单一的语音缺陷问题(语音识别、语音短时记忆、语音流畅性问题),或者单一的注意范围缺陷问题(无语音缺陷),或者兼有语音与注意范围缺陷。更重要的,Peyrin 等运用 fMRI 技术发现阅读困难的两个亚型具有各自独立的生物基础。语音缺陷的阅读障碍儿童左侧额下回功能失调,而注意范围缺陷阅读障碍儿童顶骨小叶功能异常。就目前来看,上述研究结果一致表明阅读学习困难儿童的注意范围存在缺陷。因此,了解阅读学习困难儿童注意范围特点的电生理机制有利于了解造成阅读学习困难的原因,并进一步对阅读学习困难儿童进行干预。与此同时,关于数学学习困难儿童注意范围特点的研究相对匮乏。因此,本研究在实验设计时,选取了数学学习困难儿童这一组被试,探讨注意范围缺陷是否为不同类型学习困难儿童普遍存在的问题。动作协调障碍是典型的动作学习困难,其注意范围的神经机制特点有待深入探讨。

4.1.3 评价注意范围的客观指标

目前,国内外对注意范围的研究多是采用整体-局部报告任务范式,记录被试的正确率与反应时,从行为方面进行论述。而我国罗跃嘉等在系列研究基础上采用固定位置的中心提示范式,从电生理角度来研究注意范围特点,该范式在成人研究中得到了广泛应用,日趋成熟。实验要求被试在大、中、小 3 种视觉注意范围提示下,在相应的注意范围内搜索靶刺激字母"T",之后判断字母在视野的左侧还是右侧,并快速按键反应。该范式不同于整体-局部报告任务,在实验时无须进行口头报告,只考虑不同等级视觉注意范围因素对被试成绩的影响。

ERP 是人的大脑对刺激信息从最初的感觉一直到后期的认知加工过程的实时反应,并且 ERP 在没有外在行为的情况下也是可以被记录到的(黄敬等,2003)。早期视觉诱发电位主要包括 P1 和 N1 成分。对于早期的注意 ERP,先前的研究也表明抑制反映在注意成本上,与 P1 成分的变化有关(Hillyard et al.,1998;Hopfinger et al.,2004)。而增强反映与随后 N1 成分的变化有关(Luck et al.,1994;Talsma et al.,2007)。目前的研究表明,抑制的减少主要发生在皮质加工的早期感觉阶段。有研究者认为,后部的 P1 是视空间注意提示所加工的最早时期,P1 是最早被发现会受到内生过程影响的视觉成分,主要包括空间选择性注意力和非空间选择性注意力(Gazzaley et al.,2012;Rose et al.,2008;Talsma et al.,2007;Taylor,2002)。视空间处理需要对空间中某些区域进行广泛的分布或者较窄的注意力集中,研究者发现,随着搜索范围的缩小,被试的搜索速度会加快。与行为表现相对应,目标诱发的后部 N1 波幅随搜索范围的缩小而增大,而 P1 波幅与此趋势相反(Luo et al.,2001)。值得注意的是,在研究过程中随着搜索范围的扩大,包含在搜索范围内的干扰源的数量也在增加,更多的分心意味着更多的注意资源,干扰物

越多,感知负荷越大,而后 P1 的波幅随着感知负荷的增加而增大(Fu et al.,
2009;Handy et al.,2000)。因此 P1 的波幅可能是被不同的感知负荷调节,而
不是被不同大小的注意范围调节(Zhan et al.,2018)。研究者发现,P1、N1 的
波幅均随着注意范围的减小而增大(Luo et al.,2001;Song et al.,2006)。也有
研究发现,通过在不同的空间位置呈现提示线索来调整注意范围的大小,可
以发现随着空间注意范围的缩小,目标刺激所诱发的枕区外侧 P1 的波幅逐
渐减少(Luo et al.,2001)。罗跃嘉等使用跨通道延迟反应模式研究发现,注
意在视觉条件下受到刺激和听觉条件下受到刺激的 N1 波幅,都比非注意时
所诱发的 N1 的波幅大(Luo et al.,1999)。视觉刺激所诱发的 P1 成分和 N1
成分主要与空间定位信息的加工过程存在联系,而与提示范围的大小没有
关系(高文斌等,2002;Vogel et al.,2000)。研究者通过对不同注意状态下不
同脑电成分的潜伏期、波幅的特征及其之间的关系做了对比研究,发现 N1
成分头皮分布主要集中于颞枕区,N1 的潜伏期在任何条件下都没有统计学
上的差异,早期成分 N1 的波幅与注意资源分配有关(罗斌,2015)。最近的
研究表明,枕区外侧的 N1 可能是视觉搜索过程中注意范围效应的神经生理
学指标,自上而下加工的控制机制参与了注意范围效应的调节过程(Zhang
et al.,2018)。

4.2　动作协调障碍儿童视空间注意范围的神经机制研究

4.2.1　研究目的

本研究进一步探究动作协调障碍儿童视空间注意范围的特点及其神经
机制,采用固定位置中心提示范式,探讨动作协调障碍组儿童与对照组儿童
在搜索靶刺激任务时的行为特点及 ERP 不同成分(如 P1、N1 等)的神经电
生理机制。

4.2.2　研究假设

假设 1：动作协调障碍组与对照组儿童在视空间注意范围上存在差异。

假设 2：动作协调障碍组与对照组儿童在不同提示范围线索条件下的 P1 和 N1 成分的波幅及潜伏期上存在差异。

4.2.3　研究对象与方法

4.2.3.1　被试

被试筛选程序同第 3 章 3.2.3.1，最终参与实验的动作协调障碍组儿童有 27 名，对照组儿童有 27 名，年龄均为 7~10 岁，男女比例均衡。所有被试均为右利手，视力正常或校正后正常。被试参加实验前由监护人填写知情同意书，身体健康并无任何疾病（动作协调障碍组仅有动作协调障碍）。

4.2.3.2　实验设计

使用被试类型（2 个水平：动作协调障碍组、对照组）×注意范围（2 个水平：大注意范围、小注意范围）×脑区（3 个水平：顶区、顶枕区、枕区）三因素混合实验设计，被试类型为被试间设计，注意范围和脑区均为被试内设计。

4.2.3.3　实验材料与程序

实验材料主要有两部分：大写英文字母和空心圆圈。圆圈是提示刺激，分别为两个大小不同的白色空心圆圈，直径分别为 7.96 cm 和 4.05 cm，圆心位于屏幕中央。英文字母是目标刺激，把随机抽取的英文字母按照提示圆圈的形状进行排列，每个圆圈上都等距分布了 8 个大写英文字母。大圆圈的视角为 5.7°，小圆圈的视角为 2.9°。靶刺激是大写英文字母"T"。

实验使用固定位置中心提示范式，任务要求被试找到"T"，判断其在视野上的位置并按下对应位置的按键进行反应。屏幕上先呈现指导语，帮助被试了解和熟悉实验任务。在正式实验开始之前，有一个练习阶段，练习阶段的反应正确率达到 90%，被试才可以进入正式实验。屏幕中央会先出现一个白色的注视点，提示被试将注意力集中在屏幕上，持续时间为 500 ms；接下来就随机呈现提示刺激大圆圈或者小圆圈，用来提示靶刺激"T"接下来可能会出现的位置范围，持续时间为 500 ms；随机间隔 400~600 ms 后，呈现目标刺激,持续时间为 2000 ms。当目标字母出现在视野左边时,被试用左手按"Q"键;当目标字母出现在视野右边时,被试用右手按"P"键。正式实验一共 480 个 trail,有效提示次数为 432 个 trail,另外有 10% 为监控刺激,监控刺激只提示刺激与目标刺激位置不同,其目的是保持被试的注意力。实验过程中同时对被试的反应时和正确率进行记录。

实验流程见图 4-1。

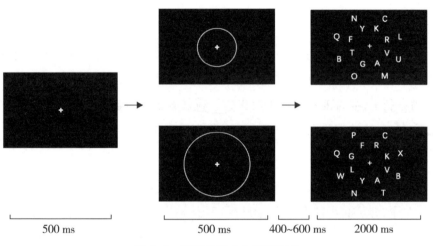

图 4-1　固定位置中心提示范式

4.2.3.4　EEG 记录与分析

使用美国 EGI 公司的事件相关电位记录系统,采用 64 导放大器和脑电帽记录 EEG 信号,使用 EGI 系统中的 Net station 软件进行离线处理。参考电极为全脑平均,滤波带通为 0.1 ~ 30.0 Hz,采样率为 500 Hz,头皮电阻小于 5 k Ω。EEG 分段为刺激前 200 ms、刺激后 800 ms,共 1000 ms。自动矫正眨眼等伪迹,波幅大于 ±140 μV 者被视为伪迹剔除,电极帽上已包括眼电的电极。对靶刺激所诱发的 EEG 进行叠加分类,依据标准为不同的提示范围,实际叠加次数均在 80 次以上,可满足不同类型的脑电叠加平均。

4.2.3.5　数据统计与分析

采用 SPSS 22.0 对所有数据进行重复测量方差分析;描述性统计(M 与 SD)用于描述所有的结果变量。对行为数据的反应时、正确率进行单因素方差分析;对电生理学数据 P 值采用 Greenhouse–Geisser 法矫正。

4.2.4　结果

4.2.4.1　行为结果

实验中,在对字母进行按键反应的阶段,被试反应时超过 2000 ms 不做分析,此阶段都符合标准。对反应时采用 2(被试类型:动作协调障碍组、对照组)×2(注意范围:小注意范围、大注意范围)多因素重复测量方差分析,其中被试类型为被试间设计,注意范围为被试内设计。

(1)正确率:被试类型的主效应显著[$F(1,52)=24.06,P=0.000,\eta^2=0.316$],进一步进行事后检验发现,在小注意范围提示条件下,动作协调障碍组的正确率显著低于对照组;在大注意范围提示条件下,动作协调障碍组的正确率显著低于对照组(表 4-1)。注意范围的主效应显著[$F(1,52)=9.10,P=0.004,\eta^2=0.009$],进一步进行事后检验,小注意范围提示条件下被试的正确率显著高于大注意范围提示条件下被试的正确率。注意范围与被试类型的交互作用不显著[$F(1,52)=0.447,P=0.507,\eta^2=0.009$]。

(2)反应时:注意范围的主效应显著[$F(1,52)=20.129,P=0.000,\eta^2=0.279$],两组被试小注意范围提示条件下的反应时均显著短于大注意范围提示条件下的反应时。被试类型的主效应显著[$F(1,52)=30.634,P=0.000,\eta^2=0.371$]。进一步进行事后检验发现,在小注意范围提示条件下,对照组的反应时显著短于动作协调障碍组;在大注意范围提示条件下,对照组的反应时显著短于动作协调障碍组(表 4-1)。注意范围与被试类型的交互作用不显著[$F(1,52)=1.845,P=0.180,\eta^2=0.034$,图 4-2]。

表4-1　动作协调障碍组和对照组儿童注意范围实验正确率、反应时比较($M\pm SD$)

组别	正确率		反应时/ms	
	小注意范围	大注意范围	小注意范围	大注意范围
动作协调障碍组	0.986±0.010	0.980±0.030	2025.564±102.922	2660.425±102.922
对照组	0.996±0.010	0.986±0.030	1888.034±88.277	2433.440±102.922

注:表中正确率用小数表示。

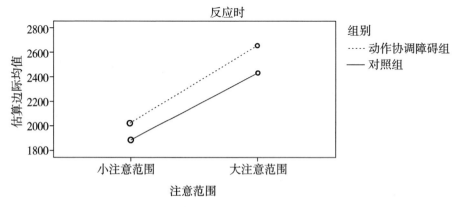

图4-2　被试类型与反应时的关系

4.2.4.2　脑电结果

对刺激按照不同提示单位的线索进行分类叠加,最后得到两组被试在不同注意提示范围条件下靶刺激所诱发的 ERP 波形。根据已有研究与本研究总平均波形图,最终选取头皮后部顶区(P7、P3、Pz、P4、P8)、顶枕区(PO3、POz、PO4)和枕区(O1、Oz、O2)11 个电极点的平均波幅与潜伏期进行分析。脑电成分的分析时间分别为 P1(50~130 ms)与 N1(130~230 ms)。用 Greenhouse-Geisser 法矫正 P 值。对脑电成分采用被试类型(2 个水平:动作协调障碍组、对照组)×注意范围(2 个水平:大注意范围、小注意范围)×脑区(3 个水平:顶区、顶枕区、枕区)三因素混合实验设计进行重复测量方差分析,在目标刺激判断阶段出现 2 种 ERP 波形,即 P1 和 N1。

（1）动作协调障碍组儿童在不同注意范围条件下的比较：分别对动作协调障碍组儿童在注意范围实验中的 P1 和 N1 进行注意范围（2 个水平：大注意范围、小注意范围）×脑区（3 个水平：顶区、顶枕区、枕区）二因素重复测量方差分析。

P1 波幅，注意范围主效应显著和脑区的主效应显著，进一步分析发现，在顶枕区时波幅达到最大 [（2.291±0.377）μV，$P=0.000$]；注意范围与脑区的交互作用边缘显著，P1 波幅的最大值在顶枕区得到；P1 潜伏期，注意范围主效应不显著（$P>0.05$），脑区主效应显著（$P<0.001$），注意范围与脑区交互作用边缘显著（表 4-2、图 4-3 和图 4-4）。

N1 波幅，注意范围主效应不显著，但脑区主效应显著，注意范围与脑区交互作用显著；N1 潜伏期，注意范围主效应不显著（$P>0.05$），但脑区主效应显著（$P<0.001$），注意范围与脑区交互作用不显著（表 4-2、图 4-3 和图 4-4）。

表 4-2　动作协调障碍组儿童脑电成分波幅、潜伏期的差异比较

成分	类型	变异来源	df	F 值	P 值	η^2
P1	波幅	注意范围	1	7.15	0.010	0.12
		脑区	2	13.84	0.000	0.21
		注意范围×脑区	2	3.25	0.050	0.05
	潜伏期	注意范围	1	0.00	0.967	0.00
		脑区	2	63.73	0.000	0.40
		注意范围×脑区	2	3.00	0.050	0.03
N1	波幅	注意范围	1	1.75	0.192	0.03
		脑区	2	8.36	0.001	0.13
		注意范围×脑区	2	4.68	0.013	0.08
	潜伏期	注意范围	1	0.10	0.753	0.00
		脑区	2	28.88	0.000	0.35
		注意范围×脑区	2	0.12	0.858	0.00

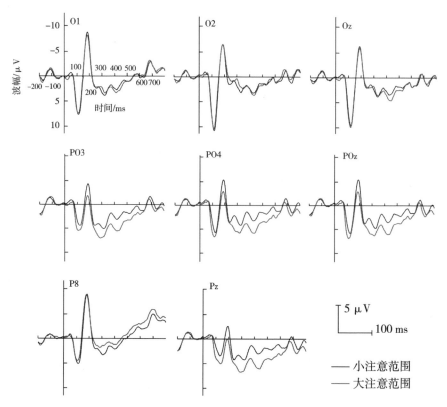

图4-3　动作协调障碍组儿童 P1、N1 在各脑区上的波形图

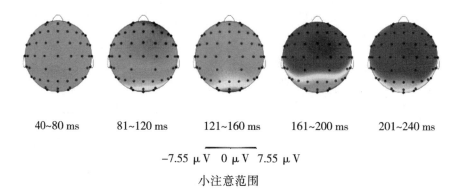

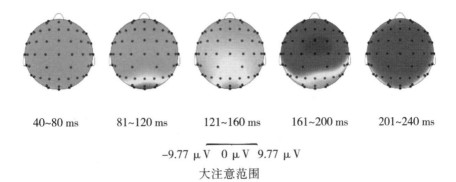

| 40~80 ms | 81~120 ms | 121~160 ms | 161~200 ms | 201~240 ms |

−9.77 μV 0 μV 9.77 μV

大注意范围

图4-4 动作协调障碍组儿童不同注意范围条件下地形图

（2）对照组儿童在不同注意提示范围条件下的比较：P1 波幅，注意范围主效应和脑区的主效应均显著，注意范围与脑区的交互作用显著；P1 潜伏期，注意范围主效应不显著，但脑区主效应显著，注意范围与脑区交互作用不显著（表4-3、图4-5 和图4-6）。

N1 波幅，注意范围主效应不显著，但脑区主效应显著，注意范围与脑区交互作用显著；N1 潜伏期，注意范围主效应不显著，但脑区主效应显著，注意范围与脑区交互作用不显著（表4-3、图4-5 和图4-6）。

表4-3 对照组儿童脑电成分波幅、潜伏期的差异分析

成分	类型	变异来源	df	F 值	P 值	η^2
P1	波幅	注意范围	1	5.93	0.018	0.10
		脑区	2	108.58	0.000	0.67
		注意范围×脑区	2	3.97	0.025	0.07
	潜伏期	注意范围	1	0.48	0.490	0.00
		脑区	2	40.50	0.000	0.43
		注意范围×脑区	2	1.41	0.248	0.02

续表 4-3

成分	类型	变异来源	df	F 值	P 值	η^2
N1	波幅	注意范围	1	1.34	0.251	0.02
		脑区	2	17.85	0.000	0.25
		注意范围×脑区	2	5.50	0.011	0.09
	潜伏期	注意范围	1	0.00	0.995	0.00
		脑区	2	26.45	0.000	0.33
		注意范围×脑区	2	0.36	0.695	0.00

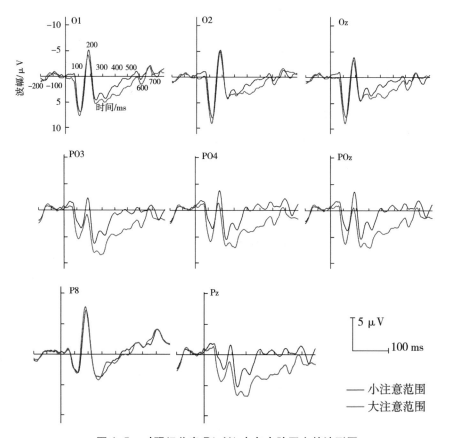

图 4-5　对照组儿童 P1、N1 在各个脑区上的波形图

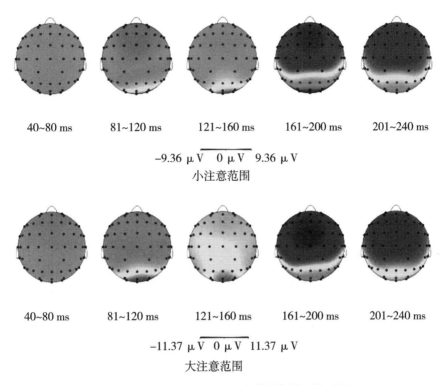

40~80 ms   81~120 ms   121~160 ms   161~200 ms   201~240 ms

$-9.36\ \mu V$ $0\ \mu V$ $9.36\ \mu V$

小注意范围

40~80 ms   81~120 ms   121~160 ms   161~200 ms   201~240 ms

$-11.37\ \mu V$ $0\ \mu V$ $11.37\ \mu V$

大注意范围

图4-6 对照组儿童不同注意范围条件下地形图

（3）小注意范围提示条件下两组儿童的比较：P1波幅，被试类型和脑区主效应显著，被试类型与脑区的交互作用显著；P1潜伏期，被试类型主效应不显著，但脑区主效应显著，被试类型与脑区的交互作用不显著（表4-4、图4-7和图4-8）。

N1波幅，被试类型主效应显著，但脑区主效应不显著，被试类型与脑区的交互作用不显著；N1潜伏期，被试类型主效应不显著，脑区主效应显著，被试类型与脑区的交互作用不显著（表4-4、图4-7和图4-8）。

表4-4　小注意范围提示条件下动作协调障碍组和对照组儿童 P1、N1 波幅及潜伏期的差异分析

成分	类型	变异来源	df	F 值	P 值	η^2
P1	波幅	被试类型	1	6.41	0.014	0.11
		脑区	2	28.81	0.000	0.35
		被试类型×脑区	2	49.24	0.000	0.48
	潜伏期	被试类型	1	1.45	0.234	0.02
		脑区	2	48.15	0.000	0.48
		注意范围×脑区	2	0.68	0.507	0.01
N1	波幅	被试类型	1	4.04	0.050	0.07
		脑区	2	1.02	0.362	0.01
		注意范围×脑区	2	2.67	0.074	0.04
	潜伏期	被试类型	1	1.77	0.188	0.03
		脑区	2	29.19	0.000	0.30
		注意范围×脑区	2	0.58	0.560	0.01

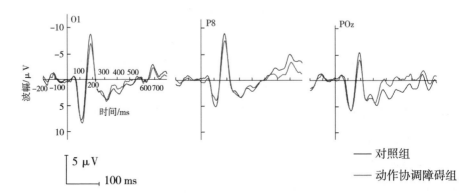

图4-7　小注意范围条件下动作协调障碍组和对照组儿童在各个脑区上的波形图

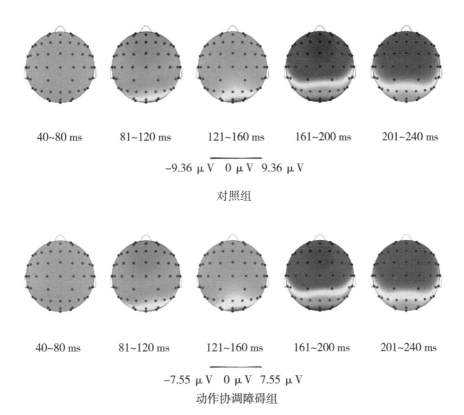

40~80 ms　　81~120 ms　　121~160 ms　　161~200 ms　　201~240 ms

$-9.36\ \mu V$　$0\ \mu V$　$9.36\ \mu V$

对照组

40~80 ms　　81~120 ms　　121~160 ms　　161~200 ms　　201~240 ms

$-7.55\ \mu V$　$0\ \mu V$　$7.55\ \mu V$

动作协调障碍组

图4-8　小注意范围条件下对照组和动作协调障碍组儿童地形图

（4）大注意范围提示条件下两组儿童的比较：P1波幅，被试类型主效应不显著，但脑区主效应显著，被试类型与脑区的交互作用显著；P1潜伏期，被试类型主效应不显著，但脑区主效应显著，被试类型与脑区的交互作用不显著（表4-5、图4-9和图4-10）。

N1波幅，被试类型主效应不显著，但脑区主效应显著，被试类型与脑区的交互作用边缘显著；N1潜伏期，被试类型主效应不显著，脑区主效应显著，被试类型与脑区的交互作用不显著（表4-5、图4-9和图4-10）。

表4-5　大注意范围提示条件下动作协调障碍组和对照组儿童 P1、N1 波幅及潜伏期的差异分析

成分	类型	变异来源	df	F 值	P 值	η^2
P1	波幅	被试类型	1	2.00	0.162	0.03
		脑区	2	35.55	0.000	0.40
		被试类型×脑区	2	19.25	0.000	0.20
	潜伏期	被试类型	1	0.89	0.348	0.01
		脑区	2	26.07	0.000	0.33
		注意范围×脑区	2	0.09	0.912	0.00
N1	波幅	被试类型	1	2.88	0.095	0.05
		脑区	2	27.78	0.000	0.34
		注意范围×脑区	2	2.75	0.068	0.05
	潜伏期	被试类型	1	2.98	0.090	0.03
		脑区	2	24.12	0.000	0.31
		注意范围×脑区	2	2.55	0.082	0.04

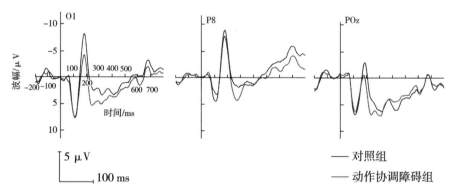

图4-9　大注意范围条件下动作协调障碍组和对照组儿童在各个脑区上的波形图

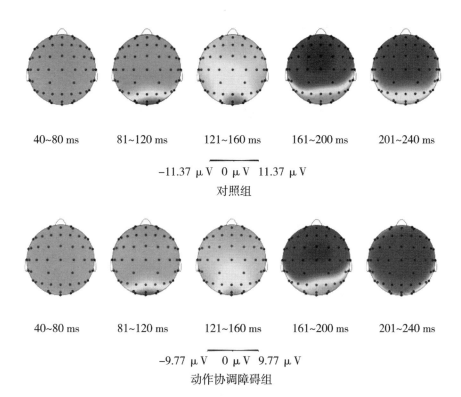

40~80 ms　　81~120 ms　　121~160 ms　　161~200 ms　　201~240 ms

−11.37 μV　0 μV　11.37 μV

对照组

40~80 ms　　81~120 ms　　121~160 ms　　161~200 ms　　201~240 ms

−9.77 μV　0 μV　9.77 μV

动作协调障碍组

图 4-10　大注意范围条件下对照组和动作协调障碍组儿童地形图

（5）两组儿童在不同注意范围提示条件下 P1、N1 成分的比较：P1 波幅，注意范围主效应显著，波幅随提示范围的减小而增大。被试类型的主效应显著，脑区的主效应显著。进一步进行事后检验发现，对照组儿童的波幅显著低于对照组。被试类型与脑区的交互作用显著。注意范围、被试类型与脑区的交互作用显著，注意范围与被试类型的交互作用、脑区与注意范围的交互作用均不显著（表 4-6、图 4-11）。

P1 潜伏期，脑区的主效应显著，注意范围与脑区的交互作用显著，但注意范围的主效应，被试类型的主效应，注意范围与被试类型的交互作用，被试类型与脑区的交互作用，注意范围、被试类型与脑区的交互作用均不显著（表 4-6、图 4-11）。

表 4-6 P1 成分波幅与潜伏期分析

类型	变异来源	df	F 值	P 值	η^2
波幅	注意范围	1	13.07	0.000	0.11
	被试类型	1	6.72	0.011	0.06
	脑区	2	64.33	0.000	0.38
	注意范围×被试类型	1	0.06	0.805	0.00
	脑区×被试类型	2	59.58	0.000	0.36
	注意范围×脑区	2	0.54	0.572	0.00
	注意范围×被试类型×脑区	2	6.69	0.002	0.06
潜伏期	注意范围	1	0.39	0.530	0.00
	被试类型	1	2.34	0.129	0.02
	脑区	2	73.27	0.000	0.41
	注意范围×被试类型	1	0.07	0.789	0.00
	脑区×被试类型	2	0.30	0.724	0.00
	注意范围×脑区	2	4.19	0.019	0.03
	注意范围×被试类型×脑区	2	0.56	0.572	0.00

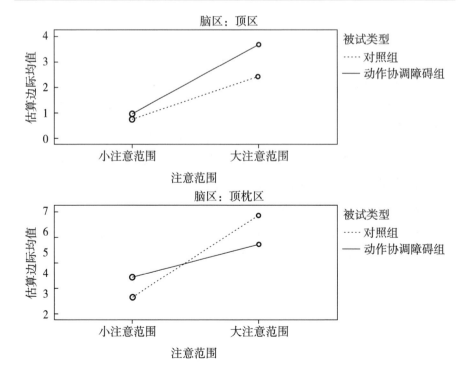

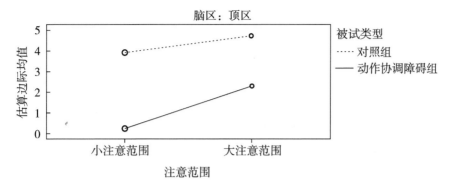

脑区：顶区

被试类型
······ 对照组
—— 动作协调障碍组

图 4-11　动作协调障碍组和对照组儿童在各个脑区上不同注意范围条件下 P1 波幅

N1 波幅,被试类型的主效应显著,进一步分析得出,动作协调障碍组儿童在不同注意范围条件下比对照组儿童诱发了更小的 N1 波幅;脑区的主效应显著,脑区与被试类型的交互作用显著,注意范围与脑区的交互作用显著,注意范围、被试类型与脑区的交互作用不显著(表 4-7、图 4-12 和图 4-13)。

N1 潜伏期,被试类型的主效应和脑区的主效应均显著,但注意范围与被试类型的交互作用,脑区与被试类型的交互作用,注意范围与脑区的交互作用,注意范围、被试类型与脑区的交互作用均不显著(表 4-7、图 4-12 和图 4-13)。

表 4-7　N1 成分波幅与潜伏期分析

类型	变异来源	df	F 值	P 值	η^2
波幅	注意范围	1	3.04	0.084	0.02
	被试类型	1	6.74	0.011	0.06
	脑区	2	20.54	0.000	0.16
	注意范围×被试类型	1	0.00	0.992	0.00
	脑区×被试类型	2	5.42	0.007	0.05
	注意范围×脑区	2	10.15	0.000	0.08
	注意范围×被试类型×脑区	2	0.01	0.982	0.00

续表 4-7

类型	变异来源	df	F 值	P 值	η^2
潜伏期	注意范围	1	0.05	0.811	0.00
	被试类型	1	4.66	0.033	0.04
	脑区	2	53.08	0.000	0.33
	注意范围×被试类型	1	0.06	0.804	0.00
	脑区×被试类型	2	2.82	0.065	0.02
	注意范围×脑区	2	0.04	0.945	0.00
	注意范围×被试类型×脑区	2	0.38	0.669	0.00

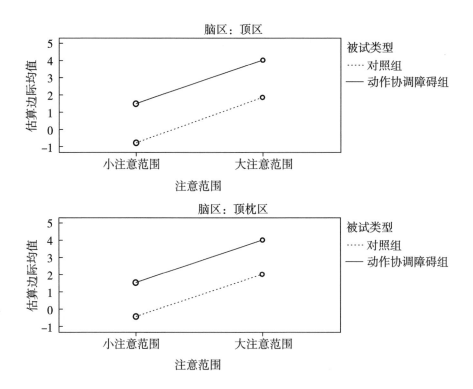

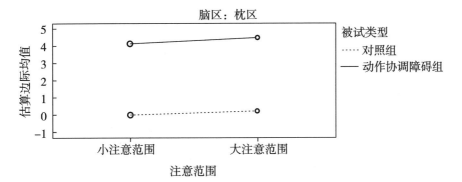

图 4-12　动作协调障碍组和对照组儿童在各个脑区上不同注意范围条件下 N1 波幅

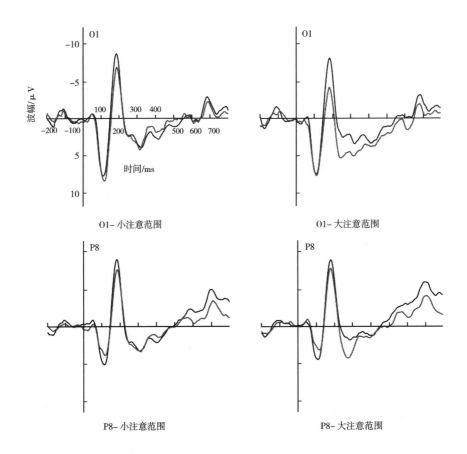

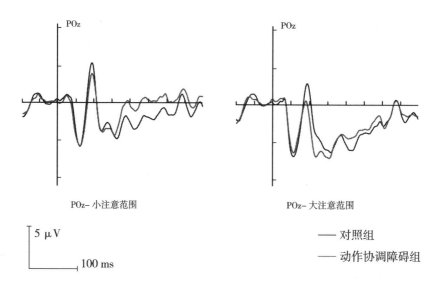

图 4-13   动作协调障碍组和对照组儿童在各个脑区上不同注意范围的波形图

4.2.5   讨论

本研究采用修改过的固定位置中心提示范式,从电生理学的角度来探讨动作协调障碍儿童视空间内注意范围的特点,并研究了动作协调障碍对儿童视空间等级效应的影响。该范式是在关于注意范围的一系列研究上由我国学者罗跃嘉等改良而成,目前该范式已经在各类群体中得到了广泛的应用(段青等,2005;高文斌等,2002;宋为群等,2004;宋为群等,2003;孙延超等,2012;Luo et al.,2001)。该范式要求被试在大、中、小 3 种不同的视觉注意范围提示条件下,对靶刺激字母"T"进行搜索并且判断字母"T"在视野的左侧还是右侧,然后快速进行按键反应。7 ~ 8 岁的儿童视空间注意已经发育得相对成熟了,可以对物体在视野中的位置进行判断(Fan et al.,2004)。本实验根据以往的研究和预实验的结果,选用了两种范围提示(小注意范围和大注意范围),由于儿童在大圆圈中寻找字母"T"的任务难度太大,很难完成,故本研究不选用大注意范围。

行为实验结果表明,动作协调障碍组和对照组儿童都存在注意范围的等级提示效应,动作协调障碍组的正确率、反应时分别显著低于和长于对照组,两组儿童的正确率都随着注意范围的增大而降低,反应时都随着注意范围的增大而延长。也就是说注意范围越大,搜索任务越难,任务所需时间越长,任务完成率越低,与前人研究结果一致(段青等,2005;孙延超等,2012)。本结果与对成人的研究结果一致,随着注意范围的增大,儿童进行注意搜索的时间随之延长(段青等,2005;宋为群等,2004;Niu et al.,2008)。随着注意范围的变小,提示的有效性就会增高,搜索的时间就会缩短。本研究结果表明,随着提示范围等级的减小,儿童对刺激反应的速度会越来越快。动作协调障碍组的正确率、反应时分别显著低于和长于对照组,其原因可能是动作协调障碍儿童具有特殊的视空间障碍(Leonard et al.,2015)。另外一种可能性是动作协调障碍儿童的执行功能受损,该儿童在工作记忆、双任务加工、元认知任务等方面表现较差(Houwen et al.,2017;Vaivre-Douret et al.,2011;Wilson et al.,2013)。

脑电实验结果表明,两组儿童都表现出有效提示刺激引起 P1、N1 等早期成分的波幅发生变化;在小注意范围提示下,动作协调障碍组 P1 成分的波幅显著高于对照组,N1 成分的波幅显著低于对照组;在大注意范围提示下,动作协调障碍组 P1 成分的波幅显著高于对照组,N1 成分的波幅显著低于对照组。这些结果显示,动作协调障碍儿童视空间注意范围存在缺陷。在本研究中,动作协调障碍组和对照组儿童都表现出有效提示刺激引起 P1、N1 等早期成分的波幅发生改变,说明注意提示范围的变化会影响早期视觉皮质的活动,同时也证实了提示等级诱导空间注意的有效性,与前人研究结果一致(段青等,2005;宋为群等,2004;宋为群等,2003;Heinze et al.,1994;Mangun 和 Hillyard,1991;Martnez et al.,2001)。有研究发现,P1、N1 成分与视空间定位有关(Luo et al.,2001;Vogel et al.,2000)。

在本研究中,P1 成分的波幅随着提示范围等级的加大而增高。多数学者认为,波幅越高,神经元被激活的数量就越多。波幅能够反映信息加工时心理负荷的强度,波幅越高,参与感觉信息处理的脑区就越广泛,也就是说,随着波幅的增高,注意的能量分配随之变大(Anllo et al.,1998;Hillyard et al.,1998)。当空间注意范围增大时,P1 成分的波幅随之增高,这就反映了与视觉搜索范围相关的自上而下的控制加工机制。个体对注意范围内各种刺激的感知能力会随着空间范围的增大而降低,空间范围越大,刺激越模糊,P1

发生源内的神经元群的相关活动也将增强,对任务进行加工的难度增大,结果就导致被试反应时增加,P1 成分的波幅升高,反映了大注意范围提示使注意焦点分散(罗跃嘉,2001)。实验结果表明,在大、小注意范围提示条件下,动作协调障碍组儿童 P1 成分的波幅均显著高于对照组儿童,说明动作协调障碍儿童对刺激加工能力存在缺陷,可分配的心理资源不足。脑电数据表明,在顶区、顶枕区、枕区,动作协调障碍儿童的 P1 成分的波幅显著高于对照组。以往的脑成像研究发现,P1 成分主要分布于外纹状皮质,表明在视觉信息加工的早期阶段就存在注意的调节,也就是说 P1 能够代表注意加工的最初阶段(Martnez et al.,2001)。在刺激呈现的时间内,注意信息加工的速度取决于每个刺激被加工处理的速度,每个刺激被加工的速度又取决于个体对每个字母刺激的基本感知有效性和刺激所获得的心理资源。动作协调障碍组儿童对刺激的反应时变长,P1 波幅升高,表明该组儿童要花费更多的时间和精力去加工在视野中同时出现的每个刺激,所以导致对刺激反应的时间晚于对照组。

本研究结果表明,动作协调障碍儿童的注意能力存在缺陷。动作协调障碍组和对照组儿童的 N1 波幅均随着提示范围等级的扩大而增高,前者 N1 波幅显著低于后者。动作协调障碍儿童在视空间注意加工阶段需要额外的心理资源,因此随着提示注意范围等级的提高,波幅也随之增高,与前人研究一致(孙延超等,2012)。动作协调障碍儿童诱发了更小的 N1 波幅,可能是由于随着提示注意范围扩大,儿童的注意焦点被模糊,对注意焦点的识别速度变慢,因此导致波幅低于正常发育的儿童。提示注意范围等级的有效性反映了自下而上的调节能力,表明动作协调障碍儿童不能有效对自身的资源进行调节,无法很好地分配注意资源(Plainis et al.,2009)。

本研究结果表明,动作协调障碍儿童在视空间注意范围上存在缺陷,主要表现为这类儿童枕叶激活不足。动作协调障碍组和对照组儿童的 P1、N1 波幅的脑区主效应均显著,经过事后分析得出,最大值在枕区得到。本研究中,在注意范围提示刺激加工的早期阶段,动作协调障碍组儿童与对照组儿童在枕叶上差异显著,表现出不同的大脑激活水平,主要是动作协调障碍儿童诱发了更大的 P1 波幅。枕叶是视觉皮质中枢,主要负责处理视觉信息,枕叶受损不仅会发生视觉障碍,还会出现记忆缺陷和动作知觉障碍等症状,但是以视觉症状为主(方环海等,2008;李璇,2012)。该结果说明,动作协调障碍儿童的枕叶功能存在不足,存在视空间注意范围缺陷,并且在对刺激进行加工的早期阶段就出现了认知问题,这与前人对这类儿童的行为学研究结果相一致(高晶晶等,2019)。在本研究中,被试根据不同注意范围提示,搜索目标字母"T",然后进行反应判断,因此该任务与枕叶的视觉信息处理能力存在密切的联系。动作协调障碍组儿童在枕区的 N1 波幅低于对照组儿童,枕区的功能主要是对不同视觉刺激进行识别,本研究结果证明动作协调障碍儿童在对视觉刺激进行加工时存在不足,加工不够深入,但是实验材料是儿童很熟悉的英文字母,其物理属性并不复杂,这说明这类儿童本身就存在视觉缺陷。综上所述,动作协调障碍儿童在枕叶功能上存在不足,导致该儿童在刺激识别阶段无法有效调用心理资源,对视觉刺激进行识别处理,在空间位置上投入过多的资源,导致对刺激进行反应的时间较长,影响任务的完成。这也有效支持了以往的研究结果,动作协调障碍儿童执行能力不足,导致该儿童在与认知相关的任务上表现不佳(Houwen et al.,2017;Vaivre et al.,2011;Wilson et al.,2013)。

4.2.6　结论

动作协调障碍儿童在视空间注意范围上存在缺陷,主要表现为枕叶激活不足。

本章彩图

第5章
动作协调障碍儿童视空间注意转移的神经机制

动作协调需要快速的注意资源转换,注意转移能力在动作协调中扮演着重要角色。本研究采用符号性中心提示范式,分别探讨动作协调障碍组和对照组儿童在视空间注意转移方位一致和不一致条件下的注意提示效应,通过 P1、N1、P3 3 种脑电成分,有效探索动作协调障碍儿童视空间注意转移的特点及其神经机制。

5.1 注意转移概述

5.1.1 注意转移相关研究

国外通常将内源性和外源性视空间注意范式(Posner et al.,1984)用于评估儿童视空间信息处理不足,以眼球运动和最小运动元素参与视空间区域的情况和对注意力控制为主要特征(Tsai et al.,2009a;Tsai et al.,2009b)。为了在执行范式任务期间产生有效行为,被试必须对注意力进行选择性关注,优先处理目标刺激(Correa et al.,2006)。在范式中对视空间注意任务进行隐蔽定向时,要求儿童在集中注意力迅速判断线索指向正确目标侧(即有效条件)或相反侧(即无效条件),而后对视觉目标刺激做出反应(Posner et al.,1984;Wilson et al.,1999)。任务在认知水平上被解释从而激发意志活动,反应于皮质注意区域的激活,如后顶叶皮质和额叶(Posner et al.,1984;Wilson et al.,1999）。这种任务促进导致广泛的皮质激活,以达到意志性产生的注意力资源转移（Mayer et al.,2004）。已经有研究发现了视觉注意力集中对应的空间位置的大脑区域网络（Corbetta et al.,2002;Nobre,1999;Perchet et al.,2000,2005）,发现枕骨区域的早期电生理活动用于感知处理和与决策、运动过程有关的晚期电生理活动（Mangun,1991）。此外,后顶叶区域涉及隐蔽定向和它的重定向（Corbetta et al.,2002;Rushworth et al.,2003）。

国内有研究采用情绪调节范式,让被试通过选择调节策略对呈现的高强度或低强度的负性图片进行调节,结果发现情绪发生的早期阶段往往存在注意转移策略,而且在高情绪刺激强度情境中个体会选择注意转移策略来有效地减少负性情绪（桑标,2018）。张宇等（2010）采用刺激点探测任务,发现低水平信息加工依然可以引起视空间注意转移。隋光远等（2006）采用提示范式探讨儿童视空间注意转移能力,其研究结果显示至少9岁儿童在内源性提示条件下表现出显著的提示效应,具有较好的注意转移能力。还有研究采用线运动错觉测量的单任务范式,提示刺激为有颜色的方块,分3个实验探讨视空间注意转移的规律,结果发现,内源性提示会产生注意转移,目标位置与刺激位置一致时注意转移不显著（沈模卫,2004）。注视是重要的社会意义的注意线索条件,而注视往往会伴随头部朝向信息,因此有研究关注头部朝向中的注意转移。结果表明,两者的发生机制相同（鲁上,2013）。

5.1.2　注意转移与学习困难相关研究

大量研究表明,学习困难儿童的视空间注意转移能力存在不足,有学者研究了阅读困难儿童在一系列注意瞬脱实验上的表现,也得出了同样的结论。Andrea 在研究阅读困难儿童和正常儿童视觉注意的定向与集中特点时,发现在短时间间隔条件下,阅读困难儿童在由周围提示线索诱发的外源性注意转移上有困难,他们的注意只能在很短的时间内保持集中,并且在这段时间不足以对视觉进行有效的加工。Einar Heiervang 等对阅读困难儿童进行提示-目标实验研究,发现阅读困难儿童的反应普遍较慢,在短时间间隔和长时间间隔条件下,注意转移的反应时都较长。进一步揭示了注意转移的神经机制,发现内隐注意转移时,额叶视野的眼球运动中心区、颞顶结合区、顶叶等部位被激活。Mesulam 认为,内隐注意的脑机制揭示了一些分散的神经系统,包括中脑、枕叶、后顶叶皮质。Posner 等指出,中脑,包括上丘脑,在视觉注意和视觉感知中都会被激活。中脑损伤会引起内隐注意的延迟,特别是在水平位置,说明连接视网膜中脑顶盖神经纤维的网络对外源性信号的注意反射很重要。顶叶损伤患者对损伤对侧视野内的无效提示反应更长。相关脑电研究证明,阅读障碍的注意缺陷与大脑后顶叶功能异常有关。在行为学方面也得出类似的实验结果。Gijsbert 等采用任务转换范式,检验阅读障碍患者注意转移困难是否发生在中央认知加工水平上,结果显示,阅读困难患者在任务转换上没有具体的障碍,但是在所有实验条件下,阅读困难患者反应均比正常阅读者慢。由此得出结论,阅读困难患者在感知水平上存在注意转换问题,但在任务间快速转换的能力是正常的。这些研究表明,阅读困难患者的注意问题有可能是由外围神经通路异常引起的,如背外侧膝状体大细胞层的异常。

国内关于行为学方面的研究表明,学习困难儿童在注意转移上存在不足。杨锦平研究学习困难初中生注意特性的发展,发现学习困难初中生注意转移能力显著低于优等组学生。吴燕采用认知提示线索范式和突现提示线索范式研究学习障碍儿童视觉外显注意转移,发现学习障碍儿童不能较好地利用提示信息和缺乏较好的注意策略,造成他们在外显视空间注意转移上存在缺陷。增彪等(2003)在研究中指出,阅读障碍的注意缺陷主要发生在选择注意和注意转换阶段。在阅读中,读者首先通过聚焦注意范围,将注意范围集中到特定刺激上,将无关信息的干扰效应降到最低程度;其次,阅读时对一系列字词符号进行连续快速加工,这些文字符号构成特定的时间组块,即在一定时间内得到加工的对象。因此,选择性注意和注意转换缺陷将影响阅读顺利进行。

动作协调需要快速的注意资源转换,注意转移能力在动作协调中扮演重要角色,本章侧重探讨动作协调障碍儿童视空间注意转移的神经机制。

5.2　动作协调障碍儿童视空间注意转移的神经机制研究

5.2.1　研究目的

注意转移是人们日常生活中的普遍技能之一,本研究采用符号性中心提示范式,探讨动作协调障碍组和对照组儿童视空间注意转移在提示信息与目标靶刺激出现位置一致和不一致条件下的注意提示效应,其行为特点,以及 ERP 不同成分(如 P1、N2、P3 等)神经电生理机制的差异。

5.2.2　研究假设

假设 1:同组被试下(动作协调障碍组儿童、对照组儿童),不一致条件下的反应时更长。同位置条件下(不一致、一致),动作协调障碍组儿童平均反应时明显长于对照组儿童;不一致条件下的 P1 波幅更大。同位置条件下,动作协调障碍组与对照组儿童的 P1 波幅有差异。

假设 2:同组被试下,不一致条件下的 N2 波幅更低。同位置条件下,动作协调障碍组与对照组儿童的 N2 波幅存在差异;不一致条件下的 P3 更大。同位置条件下,动作协调障碍组与对照组儿童的 P3 波幅有差异。

5.2.3　研究对象与方法

5.2.3.1　被试

被试筛选程序同第 3 章 3.2.3.1,最终参与实验的动作协调障碍组儿童有 27 名,对照组儿童有 27 名,年龄均为 7～10 岁,男女比例均衡,所有被试均为右利手,视力正常或校正后正常,被试参加实验前由监护人填写知情同意书,身体健康并无任何疾病。

两组儿童的年龄[$t(32) = 0.55, P = 0.59$]、智商[$t(32) = 1.54, P =$

0.13]、性别[$t(32)=1.39,P=0.24$]比较,差异无统计学意义($P>0.05$),故两组儿童在年龄、智商、性别上相匹配(表5-1)。

表5-1 动作协调障碍组和对照组人口学统计

组别	年龄/岁		智商		性别/名	
	$M±SD$	范围	$M±SD$	范围	男	女
动作协调障碍组	8.31±0.87	7~10	107.89±10.93	90~129	15	12
对照组	8.91±0.98	7~10	107.89±10.93	85~124	14	13
合计	8.25±0.92	7~10	106.81±11.01	85~129	29	25

5.2.3.2 实验材料与设计

(1)实验材料:靶刺激为直径为4.05 cm的白色实心圆。圆出现的位置为屏幕上下左右的相应位置。中心提示线索为位于屏幕正中间注视点处,指向上下左右不同位置的白色实心箭头,长度为4 cm。

(2)实验设计:采用符号性中心提示范式,实行2(被试类型:动作协调障碍组、对照组)×2(提示信息与目标靶刺激出现位置的一致性:不一致、一致)×8(电极点:Cz、PO3、Pz、PO4、O1、Oz、O2、O3)三因素混合实验设计的重复测量方差分析,其中被试类型为被试间设计,提示信息与目标靶刺激出现位置的一致性与电极点为被试内设计。

5.2.3.3 实验程序与任务

所有材料采用E-prime 2.0进行软件编程。实验为一对一进行,主试坐在被试身边约30 cm处,斜对着屏幕,随时监控实验的进程。被试坐在14寸液晶显示器(分辨率为1920×1080)正前方约60 cm处,眼睛与显示器中央呈15°视角。实验前给予一定时间让被试先熟悉键盘和鼠标。保持实验室周围环境安静,且两组被试均需要完成同样的任务。脑电记录设备为美国EGI公司的64导脑电采集系统。

该实验采用符号性中心提示范式,判断目标靶刺激白色实心圆出现的位置。实验开始前在屏幕上呈现指导语并口述讲解,然后被试进入练习阶段,当被试能又快又好地完成练习时方可进入正式实验。具体实验流程如

图 5-1 所示:首先呈现 500 ms 黑色背景,被试需将注意力集中于屏幕中央的白色注释点处,之后屏幕的正中间出现 200 ms 白色提示箭头,随后箭头消失,目标靶刺激随机出现在屏幕的上下左右任一方位。被试的右手放在键盘上,当靶刺激出现在上方时,需用右手中指按"I"键;当靶刺激出现在下方时,需用右手中指按"K"键;当靶刺激出现在左侧时,需用右手示指按"J"键;当靶刺激出现在右侧时,需用右手环指按"L"键。靶刺激呈现时长为 1500 ms 或被试做出反应。提示信息与目标靶刺激之间间隔 200~500 ms,随机呈现。实验一共 360 个试次,其中一致性试次占 60%,不一致性试次占 30%,无提示试次占 10%。

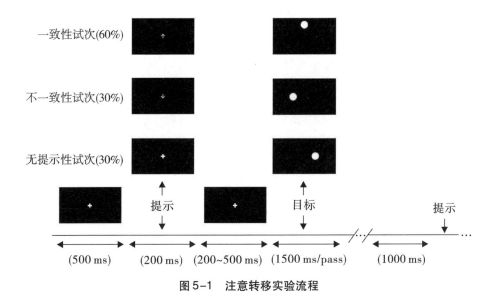

图 5-1   注意转移实验流程

5.2.3.4   EEG 记录与分析

使用美国 EGI 公司的事件相关电位记录系统,采用 64 导放大器和脑电帽记录 EEG 信号,使用 EGI 系统中的 Net station 软件进行离线处理。处理步骤为高低通滤波、分段、伪迹检测、坏导替换、平均、参考和基线矫正。参考电极为全脑平均,滤波带通为 0.1~30.0 Hz,采样率为 500 Hz,头皮电阻小于 5 kΩ。分析时长为 800 ms,刺激前基线为 200 ms,对被试的眨眼、眼动和其他伪迹在数据处理中波幅超过 ±140 μV,电极帽上已包括眼电的电极。

本研究包括两种刺激条件,即目标实心圆位置与箭头提示信息是否保持一致和不一致条件。对两组一致性线索类型的两个条件下叠加平均的 ERP 波形电位曲线,根据已往研究对 P1、N1 和 P3 选取头皮顶枕区 8 个电极点(Cz、PO3、Pz、POz、PO4、O1、Oz、O2)的峰值、潜伏期和平均波幅进行分析,根据总平均波形图和以往研究最终选定分析 P1 的时间窗口为 60～160 ms,N2 的时间窗口为 160～250 ms,P3 的时间窗口为 250～450 ms。根据提示信息与目标靶刺激位置一致与不一致条件分别对 EEG 进行分类叠加,获得不同提示条件下的 ERP 曲线,实际每种条件下叠加次数均在 80 次以上。随后使用 SPSS 22.0 对各电极提取得到的波幅和潜伏期进行重复测量方差分析,比较动作协调障碍组和对照组儿童间是否有统计学意义,以 $P<0.05$ 为差异有统计学意义。

5.2.3.5 数据统计与分析

采用 SPSS 20.0 对所有数据进行统计学分析;描述性统计(M 和 SD)用于描述所有相关的人口统计和结果变量。对反应时、正确率、平均波幅、潜伏期及其峰值检测进行单因素方差分析、配对样本 t 检验、重复测量方差分析,对电生理学数据 P 值采用 Greenhouse-Geisser 法矫正。

5.2.4 结果

5.2.4.1 行为结果

在对数据进行统计分析之前,首先剔除正确率低于 80% 的错误数据与反应时超过 ±3 个 SD 之外的极端数据。

(1)正确率:对正确率进行重复测量方差分析,结果表明,组别的主效应显著[$F(1,30)=7.06,P=0.01,\eta^2=0.19$],两组儿童的正确率差异显著。线索类型的主效应显著[$F(1,30)=18.08,P=0.0001,\eta^2=0.38$],一致和不一致线索条件下动作协调障碍组儿童的正确率均低于对照组,组别与线索类型交互作用显著[$F(1,30)=4.90,P=0.03,\eta^2=0.15$],进一步简单效应分析显示,两组被试在一致线索条件下正确率与不一致线索条件下的正确率比较,差异有统计学意义($P<0.05$)。

(2)反应时:对反应时进行重复测量方差分析,结果表明,组别的主效应显著[$F(1,30)=52.11, P=0.0001, \eta^2=0.64$],动作协调障碍组儿童反应时长于对照组儿童[$(752.40\pm20.52)$ms 与$(542.93\pm20.52)$ms]。线索类型的主效应显著[$F(1,30)=26.96, P=0.0001, \eta^2=0.88$],一致线索条件下反应时明显短于不一致线索条件的反应时[(508.32 ± 149.33)ms 与(787.01 ± 139.88)ms],动作协调障碍组和对照组儿童在一致线索条件下反应时均短于不一致线索条件下的反应时;在一致线索条件下和不一致线索条件下动作协调障碍组儿童的反应时均长于对照组儿童。组别与线索类型交互作用显著[$F(1,30)=5.01, P=0.03, \eta^2=0.14$],进一步简单效应分析显示,在一致线索条件和不一致线索条件下,动作协调障碍组儿童反应时长于对照组儿童[(250.88 ± 27.98)ms 与(168.06 ± 39.82)ms, $F(1,30)=80.44, P=0.0001, F(1,30)=17.81, P=0.0001$];在动作协调障碍组和对照组儿童内,不一致线索条件下两组被试反应时均长于一致线索条件下的反应时[(237.28 ± 26.16)ms 与(320.09 ± 26.16)ms, $F(1,30)=82.26, P=0.0001, F(1,30)=149.71, P=0.0001$]。行为数据中被试的正确率、反应时见表5-2。

表5-2　动作协调障碍组和对照组儿童正确率、反应时比较($M\pm SD$)

组别	正确率		反应时/ms	
	一致	不一致	一致	不一致
动作协调障碍组	0.96±0.03	0.82±0.29	633.77±96.99	871.04±98.65
对照组	0.98±0.02	0.91±0.05	382.88±55.80	702.98±125.07
合计	0.97±0.02	0.90±0.03	508.32±149.33	787.01±139.88

注:表中正确率用小数表示。

5.2.4.2　脑电结果

(1)动作协调障碍组

1)P1(60～160 ms):P1成分平均波幅分析结果显示,线索类型主效应不显著[$F(1,15)=0.74, P=0.40, \eta^2=0.04$],电极点主效应边缘显著[$F(7,105)=1.87, P=0.081, \eta^2=0.29$],线索条件和电极点的交互作用不显著[$F(7,105)=0.68, P=0.688, \eta^2=0.04$]。

P1 成分峰值分析结果显示,线索类型主效应不显著[$F(1,15) = 0.005$, $P = 0.947$, $\eta^2 = 0.001$],电极点主效应显著[$F(7,105) = 3.92$, $P = 0.001$, $\eta^2 = 0.19$],线索条件和电极点的交互作用不显著[$F(7,105) = 1.33$, $P = 0.24$, $\eta^2 = 0.07$]。

P1 成分潜伏期分析结果显示,线索类型主效应不显著[$F(1,15) = 0.69$, $P = 0.42$, $\eta^2 = 0.03$],电极点主效应不显著[$F(7,105) = 0.28$, $P = 0.96$, $\eta^2 = 0.01$],线索类型与电极点的交互作用显著[$F(7,105) = 3.13$, $P = 0.004$, $\eta^2 = 0.14$],进一步简单效应分析发现,电极点在一致和不一致线索条件下差异均不显著($P > 0.05$)。

2)N2(160~250 ms):N2 成分平均波幅分析结果显示,线索类型主效应显著[$F(1,15) = 5.01$, $P = 0.001$, $\eta^2 = 0.25$],电极点主效应显著[$F(7,105) = 5.88$, $P = 0.0001$, $\eta^2 = 0.26$],线索条件和电极点的交互作用显著[$F(7,105) = 2.99$, $P = 0.006$, $\eta^2 = 0.15$],进一步简单效应分析发现,电极点在一致线索条件[$F(7,105) = 4.77$, $P = 0.011$]和不一致线索条件[$F(7,105) = 3.33$, $P = 0.037$]下均有显著差异,在 PO3 和 O1 电极点上不一致线索类型的波幅比一致线索类型的波幅更负($P < 0.05$)。

N2 成分峰值分析结果显示,线索类型主效应不显著[$F(1,15) = 0.80$, $P = 0.39$, $\eta^2 = 0.05$],电极点主效应显著[$F(7,105) = 8.29$, $P = 0.0001$, $\eta^2 = 0.34$],线索条件和电极点的交互作用显著[$F(7,105) = 2.13$, $P = 0.046$, $\eta^2 = 0.12$],进一步简单效应分析发现,电极点在一致线索条件[$F(7,105) = 4.28$, $P = 0.019$]和不一致线索条件[$F(7,105) = 3.75$, $P = 0.029$]下差异均显著。

N2 成分潜伏期分析结果显示,线索类型主效应显著[$F(1,15) = 8.55$, $P = 0.009$, $\eta^2 = 0.32$],电极点主效应显著[$F(7,105) = 8.56$, $P = 0.0001$, $\eta^2 = 0.32$],线索类型与电极点的交互作用不显著[$F(7,105) = 0.73$, $P = 0.65$, $\eta^2 = 0.04$]。

3)P3(250~450 ms):P3 成分平均波幅分析结果显示,线索类型主效应显著[$F(1,15) = 16.46$, $P = 0.001$, $\eta^2 = 0.49$],电极点主效应显著[$F(7,105) = 3.82$, $P = 0.01$, $\eta^2 = 0.18$],线索条件和电极点的交互作用显著[$F(7,$

$105)=2.21,P=0.038,\eta^{2}=0.12$],进一步简单效应分析发现,电极点在一致线索条件[$F(7,105)=2.60,P=0.076$]和不一致线索条件[$F(7,105)=3.64,P=0.028$]下均有显著差异,且在 O1、Pz、Oz、PO3、POz、PO4 电极点不一致线索条件下的波幅比一致线索条件下的波幅更正($P<0.05$)。

P3 成分峰值分析结果显示,线索类型主效应显著[$F(1,15)=19.09,P=0.0001,\eta^{2}=0.53$],电极点主效应显著[$F(7,105)=3.75,P=0.001,\eta^{2}=0.18$],线索条件和电极点的交互作用边缘显著[$F(7,105)=2.03,P=0.057,\eta^{2}=0.11$],进一步简单效应分析发现,电极点在一致线索条件[$F(7,105)=5.87,P=0.005$]和不一致线索条件[$F(7,105)=3.74,P=0.025$]下均有显著差异,且 O1、O2、Pz、Oz、PO3、POz 和 PO4 电极点上不一致线索条件下的波幅比一致线索条件下的波幅更正($P<0.05$)。

P3 成分潜伏期分析结果显示,线索类型主效应显著[$F(2,15)=13.65,P=0.002,\eta^{2}=0.43$],电极点主效应不显著[$F(7,105)=1.18,P=0.318,\eta^{2}=0.06$],线索条件和电极点的交互作用不显著[$F(7,105)=1.42,P=0.20,\eta^{2}=0.07$]。

结果见图 5-2 和图 5-3。

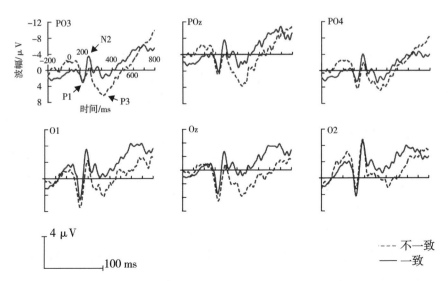

图 5-2　动作协调障碍组儿童一致线索条件下和不一致线索条件下的波形图

一致线索条件

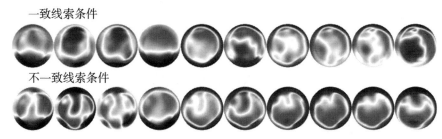

不一致线索条件

60 ms　100 ms　140 ms　180 ms　220 ms　260 ms　300 ms　340 ms　380 ms　420 ms

图5-3　动作协调障碍组儿童一致线索条件下和不一致线索条件下的地形图

（2）对照组

1）P1（60～160 ms）：P1成分平均波幅分析结果显示，线索类型主效应不显著$[F(1,15)=0.33,P=0.581,\eta^2=0.03]$，电极点主效应显著$[F(7,105)=4.73,P=0.0001,\eta^2=0.32]$，线索条件和电极点的交互作用不显著$[F(7,105)=1.82,P=0.10,\eta^2=0.15]$。

P1成分峰值分析结果显示，线索类型主效应不显著$[F(1,15)=1.78,P=0.21,\eta^2=0.15]$，电极点主效应显著$[F(7,105)=8.17,P=0.001,\eta^2=0.45]$，线索条件和电极点的交互作用显著$[F(7,105)=3.06,P=0.04,\eta^2=0.23]$，进一步简单效应分析发现，电极点Cz在一致线索条件和不一致线索条件下差异边缘显著$[F(7,105)=3.51,P=0.09]$。

P1成分潜伏期分析结果显示，线索类型主效应不显著$[F(1,15)=0.020,P=0.896,\eta^2=0.002]$，电极点主效应不显著$[F(7,105)=0.06,P=0.937,\eta^2=0.006]$，线索类型与电极点的交互作用不显著$[F(7,105)=0.67,P=0.596,\eta^2=0.058]$。

2）N2（160～250 ms）：N2成分平均波幅分析结果显示，线索类型主效应边缘显著$[F(1,15)=3.95,P=0.075,\eta^2=0.28]$，电极点主效应显著$[F(7,105)=3.34,P=0.004,\eta^2=0.25]$，线索条件和电极点的交互作用显著$[F(7,105)=4.61,P=0.0001,\eta^2=0.32]$，进一步简单效应分析发现，电极点O1、Pz、Oz、PO3、POz、PO4在一致线索条件下的波幅比一致线索条件下的波幅更负$(P<0.05)$。

N2成分峰值分析结果显示，线索类型主效应不显著$[F(1,15)=1.86,$

$P = 0.203, \eta^2 = 0.16$]，电极点主效应显著[$F(7,105) = 5.35, P = 0.015, \eta^2 = 0.35$]，线索条件和电极点的交互作用显著[$F(7,105) = 4.46, P = 0.014, \eta^2 = 0.31$]，进一步简单效应分析发现，电极点 PO3 在一致线索条件和不一致线索条件下均显著[$F(7,105) = 5.33, P = 0.04$]。

N2 成分潜伏期分析结果显示，线索类型主效应不显著[$F(1,15) = 0.18, P = 0.680, \eta^2 = 0.02$]，电极点主效应显著[$F(7,105) = 3.20, P = 0.005, \eta^2 = 0.24$]，线索类型与电极点的交互作用不显著[$F(7,105) = 0.32, P = 0.710, \eta^2 = 0.03$]。

3) P3（250~450 ms）：P3 成分平均波幅分析结果显示，线索类型主效应不显著[$F(1,15) = 2.51, P = 0.144, \eta^2 = 0.20$]，电极点主效应显著[$F(7,105) = 4.03, P = 0.001, \eta^2 = 0.29$]，线索条件和电极点的交互作用显著[$F(7,105) = 5.01, P = 0.0001, \eta^2 = 0.33$]，进一步简单效应分析发现，在电极点 O1、Oz、PO3 上均有显著差异，不一致线索条件下的波幅比一致条件下的波幅更正（$P<0.05$）。

P3 成分峰值分析结果显示，线索类型主效应不显著[$F(1,15) = 1.81, P = 0.208, \eta^2 = 0.15$]，电极点主效应显著[$F(7,105) = 5.32, P = 0.0001, \eta^2 = 0.35$]，线索条件和电极点的交互作用显著[$F(7,105) = 2.69, P = 0.016, \eta^2 = 0.21$]，进一步简单效应分析发现，在一致线索条件下差异边缘显著，且在 O1 和 PO3 电极点上不一致线索条件下的波幅比一致线索条件下的波幅更正（$P<0.05$）。

P3 成分潜伏期分析结果显示，线索类型主效应边缘显著[$F(7,15) = 4.30, P = 0.065, \eta^2 = 0.30$]，电极点主效应不显著[$F(1,105) = 1.07, P = 0.391, \eta^2 = 0.10$]，线索条件和电极点的交互作用不显著[$F(7,105) = 1.76, P = 0.109, \eta^2 = 0.15$]。

结果见图 5-4、图 5-5。

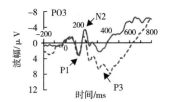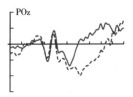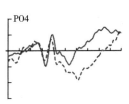

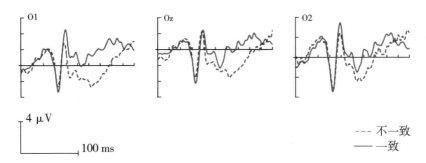

图 5-4　对照组儿童一致线索条件下和不一致线索条件下的波形图

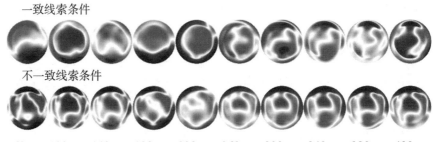

图 5-5　对照组儿童一致线索条件下和不一致线索条件下的地形图

（3）动作协调障碍组与对照组对比

1）P1（60～160 ms）：P1 成分平均波幅分析结果显示，电极点主效应显著 $[F(7,210)=4.26,P=0.0001,\eta^2=0.14]$，线索条件和电极点的交互作用边缘显著 $[F(7,210)=1.98,P=0.06,\eta^2=0.07]$，进一步简单效应分析发现，电极点在一致线索条件 $[F(7,210)=5.22,P=0.001]$ 和不一致线索条件 $[F(7,210)=3.90,P=0.007]$ 下均有显著差异。线索类型主效应不显著 $[F(1,30)=0.03,P=0.868,\eta^2=0.001]$，组别差异不显著 $[F(1,30)=0.16,P=0.692,\eta^2=0.006]$，线索类型和组别交互作用不显著 $[F(1,30)=0.92,P=0.345,\eta^2=0.03]$，电极点和组别交互作用不显著 $[F(7,210)=1.61,P=0.135,\eta^2=0.06]$，线索类型、电极点和组别三者的交互作用不显著 $[F(7,210)=0.55,P=0.797,\eta^2=0.03]$。

P1 成分峰值分析结果显示，电极点主效应显著 $[F(7,210)=10.74,P=$

$0.0001, \eta^2 = 0.29]$，线索条件和电极点的交互作用显著$[F(7,210) = 3.50,$ $P = 0.014, \eta^2 = 0.21]$，进一步简单效应分析发现，电极点在一致线索条件 $[F(7,210) = 5.11, P = 0.002]$ 和不一致线索条件$[F(7,210) = 7.72, P = 0.0001]$ 上均有显著差异。线索类型主效应不显著$[F(1,30) = 0.62, P = 0.44, \eta^2 = 0.02]$，组别差异不显著$[F(1,30) = 0.33, P = 0.57, \eta^2 = 0.01]$，线索类型和组别交互作用不显著$[F(1,30) = 0.78, P = 0.39, \eta^2 = 0.03]$，电极点和组别交互作用不显著$[F(7,210) = 1.56, P = 0.22, \eta^2 = 0.06]$，线索类型、电极点和组别三者的交互作用不显著$[F(7,210) = 0.70, P = 0.58, \eta^2 = 0.03]$。

P1 成分潜伏期分析结果显示，组别主效应不显著$[F(1,30) = 2.47, P = 0.13, \eta^2 = 0.09]$，线索类型主效应不显著$[F(1,30) = 0.31, P = 0.58, \eta^2 = 0.01]$，电极点主效应不显著$[F(7,210) = 0.18, P = 0.85, \eta^2 = 0.006]$，线索类型与组别的交互作用不显著$[F(1,30) = 0.09, P = 0.77, \eta^2 = 0.03]$，线索类型与电极点的交互作用不显著$[F(7,210) = 1.22, P = 0.30, \eta^2 = 0.04]$，电极点与组别的交互作用不显著$[F(7,210) = 0.09, P = 0.92, \eta^2 = 0.03]$，线索类型、电极点和组别三者的交互作用不显著$[F(7,210) = 1.75, P = 0.10, \eta^2 = 0.057]$。

2）N2（160～250 ms）：N2 成分平均波幅分析结果显示，电极点主效应显著$[F(7,210) = 7.74, P = 0.0001, \eta^2 = 0.22]$，线索类型主效应显著$[F(1,30) = 6.50, P = 0.017, \eta^2 = 0.19]$，线索条件和电极点的交互作用显著$[F(7,210) = 6.56, P = 0.0001, \eta^2 = 0.20]$，进一步简单效应分析发现，电极点在一致线索条件$[F(7,210) = 4.73, P = 0.003]$ 和不一致线索条件$[F(7,210) = 8.44, P = 0.0001]$ 下均有显著差异，在 Cz、PO3、Pz、PO4、O1、Oz 和 O3 电极点上不一致线索条件下的波幅比一致线索条件下的波幅更负（$P < 0.05$）。组别差异不显著$[F(1,30) = 0.09, P = 0.761, \eta^2 = 0.003]$，线索类型和组别交互作用不显著$[F(1,30) = 0.10, P = 0.76, \eta^2 = 0.004]$，电极点和组别交互作用不显著$[F(7,210) = 0.65, P = 0.57, \eta^2 = 0.02]$，线索类型、电极点和组别三者的交互作用不显著$[F(7,210) = 0.20, P = 0.91, \eta^2 = 0.007]$。

N2 成分峰值分析结果显示，电极点主效应显著$[F(7,210) = 11.73, P =$

$0.0001,\eta^2=0.31]$，线索条件和电极点的交互作用显著$[F(7,210)=6.21,$ $P=0.0001,\eta^2=0.19]$，进一步简单效应分析发现，电极点在一致线索条件$[F(7,210)=5.19,P=0.002]$和不一致线索条件$[F(7,210)=6.02,P=0.001]$上均有显著差异，且在O1、Cz、Oz、PO3和POz电极点上一致线索条件下的波幅比不一致线索条件下的波幅更负$(P<0.05)$。线索类型主效应不显著$[F(1,30)=2.67,P=0.11,\eta^2=0.09]$，组别差异不显著$[F(1,30)=0.08,P=0.78,\eta^2=0.003]$，线索类型和组别交互作用不显著$[F(1,30)=0.28,P=0.60,\eta^2=0.01]$，电极点和组别交互作用不显著$[F(7,210)=0.80,P=0.49,\eta^2=0.03]$，线索类型、电极点和组别三者的交互作用不显著$[F(7,210)=0.65,P=0.60,\eta^2=0.02]$。

N2成分潜伏期分析结果显示，线索类型主效应显著$[F(1,30)=4.38,P=0.046,\eta^2=0.135]$，电极点主效应显著$[F(7,210)=9.88,P=0.0001,\eta^2=0.26]$，组别主效应不显著$[F(1,30)=1.34,P=0.256,\eta^2=0.05]$，线索类型与组别的交互作用不显著$[F(1,30)=2.80,P=0.17,\eta^2=0.07]$，线索类型与电极点的交互作用不显著$[F(7,210)=0.64,P=0.64,\eta^2=0.02]$，电极点与组别的交互作用不显著$[F(7,210)=0.43,P=0.66,\eta^2=0.02]$，线索类型、电极点和组别三者的交互作用不显著$[F(7,210)=0.30,P=0.88,\eta^2=0.01]$。

3）P3（250~450 ms）：P3成分平均波幅分析结果显示，线索类型主效应显著$[F(1,30)=13.53,P=0.001,\eta^2=0.33]$，电极点主效应显著$[F(7,210)=5.80,P=0.0001,\eta^2=0.18]$，线索条件和电极点的交互作用显著$[F(7,210)=5.77,P=0.0001,\eta^2=0.18]$，进一步简单效应分析发现，电极点在一致线索条件$[F(7,210)=7.19,P=0.0001]$和不一致线索条件$[F(7,210)=4.79,P=0.002]$下均有显著差异，且在Pz、Oz、O1、PO3和PO4电极点不一致线索条件下的波幅比一致线索条件下的波幅更正。组别差异不显著$[F(1,30)=0.001,P=0.97,\eta^2=0.001]$，电极点和组别交互作用不显著$[F(7,210)=1.28,P=0.26,\eta^2=0.05]$，线索类型和组别交互作用不显著$[F(1,30)=0.62,P=0.44,\eta^2=0.02]$，线索类型、电极点和组别三者的交互作用不显著$[F(7,210)=0.35,P=0.83,\eta^2=0.013]$。

P3 成分峰值分析结果显示,线索类型主效应显著[$F(1,30)=14.30,P=0.001,\eta^2=0.35$],电极点主效应显著[$F(7,210)=7.21,P=0.0001,\eta^2=0.21$],线索条件和电极点的交互作用显著[$F(7,210)=3.37,P=0.002,\eta^2=0.11$],进一步简单效应分析发现,电极点在一致线索条件[$F(7,210)=5.87,P=0.001$]和不一致线索条件[$F(7,210)=4.24,P=0.005$]下均有显著差异,且在 O1、O2、Oz、PO3、POz、PO4 电极点上不一致线索条件下的波幅比一致线索条件下的波幅更正($P<0.05$),电极点和组别交互作用显著[$F(7,210)=2.23,P=0.03,\eta^2=0.08$],进一步简单效应分析发现,动作协调障碍组儿童[$F(7,210)=4.62,P=0.003$]和对照组儿童[$F(7,210)=3.32,P=0.015$]的差异均显著,线索类型和组别交互作用边缘显著[$F(1,30)=3.25,P=0.08,\eta^2=0.11$],进一步简单效应分析发现,在动作协调障碍组儿童在两种线索类型条件下的差异显著[$F(7,210)=20.55,P=0.0001$],且在相同线索条件下对照组儿童比动作协调障碍组儿童的波幅更正($P<0.05$),组别差异不显著[$F(1,30)=0.05,P=0.82,\eta^2=0.002$],线索类型、电极点和组别三者的交互作用不显著[$F(7,210)=0.18,P=0.99,\eta^2=0.01$]。

P3 成分潜伏期分析结果显示,线索类型主效应显著[$F(7,210)=14.17,P=0.001,\eta^2=0.34$],线索条件和电极点的交互作用边缘显著[$F(7,210)=2.05,P=0.051,\eta^2=0.07$],进一步简单效应分析发现,线索类型在电极点 Fz[$F(7,210)=14.06,P=0.001$]、电极点 Oz[$F(7,210)=7.27,P=0.012$]、电极点 POz[$F(7,210)=20.99,P=0.0001$]、电极点 PO4[$F(7,210)=5.27,P=0.03$]上均有显著差异,且不一致线索条件下的波幅比一致线索条件下的波幅更正($P<0.05$)。电极点主效应不显著[$F(1,30)=0.76,P=0.62,\eta^2=0.03$],组别差异不显著[$F(1,30)=0.59,P=0.45,\eta^2=0.02$],线索类型和组别的交互作用不显著[$F(1,30)=1.33,P=0.26,\eta^2=0.05$],电极点和组别的交互作用不显著[$F(7,210)=1.20,P=0.30,\eta^2=0.04$],线索类型、电极点和组别三者的交互作用不显著[$F(7,210)=1.24,P=0.29,\eta^2=0.04$]。

结果见图 5-6~图 5-9。

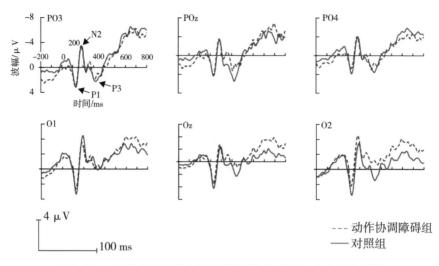

图5-6   一致线索条件下动作协调障碍组和对照组儿童的波形图

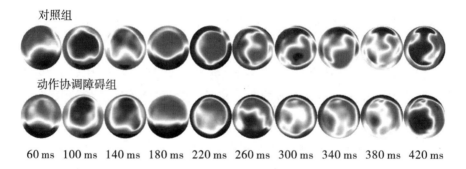

图5-7   一致线索条件下动作协调障碍组和对照组儿童的地形图

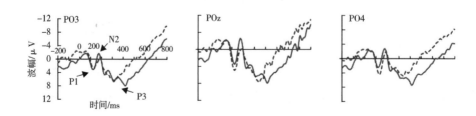

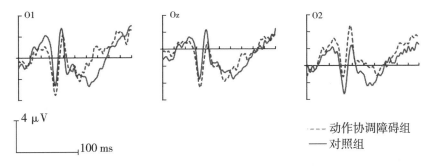

图 5-8　不一致线索条件下动作协调障碍组和对照组儿童的波形图

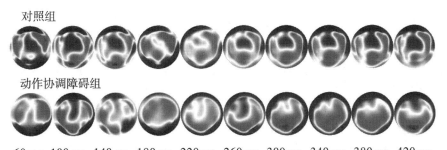

图 5-9　不一致线索条件下动作协调障碍组和对照组儿童的地形图

5.2.5　讨论

　　本研究中出现了内源性视空间注意力的主效应,动作协调障碍儿童的反应时比对照组更长。这表明动作协调障碍儿童显示出认知功能的中央处理的时间效率比对照组低。动作协调障碍儿童确实在注意力的意志和运动方面表现出能力不足(Chia-Liang Tsai,2009;Tsai,2009)。在行为结果上,两组被试间的交互作用十分显著,这表明动作协调障碍儿童的抑制能力比正常儿童更差,前者需要更多的反应时,动作协调障碍儿童注意力从一个事物转移到另一个事物的速度要慢得多。对比两组儿童的错误率,结果显著,表明动作协调障碍儿童的注意力更容易被吸引到错误提示的位置,而正常儿童有更好的抑制能力,将注意力从错误的位置转移到正确的位置并及时做出正确的反应。当前研究的行为结果表明,儿童确实能够使用有效提示信息来改善他们的行为表现,有效提示信息对两组儿童都产生了更短的反应时和更高的正确率,即有效信息提示比无效信息提示反应时更短。本研究结果反映内源性定向任务具有反应时的促进作用,这与先前的研究结果一致(Chia-Liang Tsai et al.,2009;Tsai,2009;Wilson et al.,1999)。行为结果在反应时和正确率方面的表现同样意味着某些大脑区域的信息,如顶叶皮质和额叶(Posner et al.,1984;Wilson et al.,1999)负责处理视空间信息和灵活的分配自身的注意资源。当被试执行内源性中心提示范式任务时,定向刺激的提示信息应该在早期可以激活负责视觉信息处理的后脑敏感区域,然后转而激活更多的前部区域。通过对不同提示刺激之间的对比分析发现,目标诱发不同的 ERP 波幅的变化反映了注意转换的空间效应。由于时间维度是感知的一个重要方面,因此定向线索引起的对 ERP 波幅的变化不同于提示开始和目标出现之间的时间间隔,这期间的动态变化是由注意的动态准备引起的(Doallo et al.,2004;Miniussi et al.,1999)。本研究并没有将提示和目标之间的间隔作为一个固定值,为的是减弱提示信息引发的 ERP 波幅,从而在出现目标提示时有更稳定的反应出现。实际上,动作协调障碍组与对照组儿童比较,两组电生理学结果显示出儿童在注意力的定向性和运动转移方面存在不同程度的调节作用;从行为结果上对比动作协调障碍组与对照组儿童,发现前者需要更多的讲解和适应练习,这反映动作协调障碍儿童在早期注意力的定向(Lubbe et al.,2002)和视觉处理(Correa et al.,2006)中内部处理能力比正常儿童低。

早期 P1 成分并没有受到影响,正如本研究中内源性中心提示范式任务诱发的一样,当感知负荷调节自身无意识的视空间注意时,在脑区的颞叶顶枕区(Fu et al.,2008),早期处理阶段可能发生在对刺激的辨别阶段。以往研究已经发现 P1 成分主要是由外源信息引起的,例如,提示信息和目标信息之间的间隔时间(SOA)不同(如 100 ms 和 500 ms),SOA 在 100 ms 时,被试对有效信息提示反应的时间更短。而将 SOA 增加到 500 ms 时,会出现反应抑制作用,进而出现在有效提示下的反应时长于无效提示下的反应时(Doallo et al.,2004)。因此本实验在提示和目标刺激之间选用 200 ~ 500 ms,引起更稳定的 P1 成分,同时避免出现反应抑制的干扰。由于 P1 成分可能表明早期视觉感知处理的机制（Lange et al.，2003）和视觉对时间感知的后期处理机制（Correa et al.，2006），动作协调障碍儿童确实显示出了视觉感知（Tsai et al.，2008）和时间感知（Whital et al.，2003）方面的缺陷。

在视觉成分之后，目标刺激引起的大脑活动的调节表现为目标 N2 成分和 P3 成分，并且与行为结果基本一致。负方向的 N2 成分反映了反应的抑制过程（Correa et al.，2006；Kok，1986；Miniussi et al.，1999）、冲突（Veen et al.，2002）或者检测提示刺激和目标刺激反应之间的关联（Mantysalo，1987）。由此看来，N2 成分可能由于预期目标与实际目标相冲突的结果而产生波幅（Nobre et al.，1999），并且在本研究中，与预期目标刺激相冲突的结果直接为不一致条件，则 N2 成分可能在功能上与错误相关负电位相似（Ramautar et al.，2006）。在目前已有的研究中，两组的 N2 潜伏期没有发现显著差异，这与本研究结果一致。这表明动作协调障碍组和对照组儿童对目标刺激的检测时间基本一致。尽管无效条件在脑区枕叶引起了较大的 N2 负向波幅，但是必须进行抑制反应时，电位的幅值不总是增强的。针对 N2 成分幅值减小，有一种解释是内源性中心提示范式任务通常先引起 P1 成分，紧接着引起 N2 成分，这可能会重叠并减弱 N2 成分的能量值（Ramaurtar et al.，2006）。另一种解释是这些儿童将提示刺激作为真正的目标进行信息加工处理，并且较少地处理了对目标刺激的抑制和识别，由此减弱了 N2 成分的能量值。然而，相对于有效条件，两组受试儿童都会在无效条件下有更大的 N2 成分的幅值表现，特别是在动作协调障碍儿童中。这表明即使正常儿童的认知判断能力可能比动作协调障碍儿童更好，但是正常儿童在不一致线索条件下可能仍然不能完全抑制冲突并正确反应，从而导致正常儿童与动作协调障碍儿童没有显著差异。N2 成分的反应时结果显示两组儿童反应时是有差异的，即无效条件下的反应时长于有效条件下的反应时，表明在不需要按键反应或无意识的认知处理下的反应时最短（Perchet et al.，2001）。本研究发现，动作协调障碍儿童在每个实验条件下表现出的反应时明显比正常儿童更长，表明动作协调障碍儿童需要更多的时间来进行认知加工。因此，导致动作协调障碍儿童反应比正常儿童反应较慢的主要原因可能是从感觉传递到运动神经元的信息被延迟。

　　P3 成分可以反映对新颖性的检测过程(Duncan-Johnson et al.,1977)及对目标刺激进行反应所需要的时间(Correa et al.,2006)。在目前已有的研究中,P3 成分主要揭示了对线索靶刺激的条件影响。在本研究中,动作协调障碍组儿童在无效条件下表现出较弱的 P3 成分的幅值。这一发现表明,当遇到目标刺激并需要进行反应的时候,动作协调障碍儿童的认知转移速度比较慢,因为 P3 成分可能与胼胝体大小、左右脑之间的传递速度有关(Hoffman et al.,1998)。这一发现与先前研究一致,即胼胝体的功能性失调可能是发生动作协调障碍的原因。研究发现动作协调障碍儿童的偏侧运动协调性和双侧运动协调性缺失,并且动作协调障碍儿童在本体感受情况下使用他们的非惯用手,运动控制的困难表现得更明显(Sigmundsson et al.,1997a,1997b,1999)。这些发现似乎表明,进一步的证实性研究应该扩展到事件相关电位、近红外和磁共振中,对动作协调障碍儿童进行系统的模式化和偏好程度的探究,为以后实验提供更多的临床证据。这将更有助于解决由 P3 成分的幅值减弱而导致的半球间传输速度减慢的问题(Hoffman et al.,1999;Polich et al.,1998)。值得注意的是,半球间功能障碍似乎与小脑功能受损有关(Facoetti et al.,2001),并且先前研究已经提出了动作协调障碍的小脑缺陷假说(Tsai et al.,2009)。这些研究结果都支持动作协调障碍儿童大脑半球间转移速度上存在功能性障碍,但是本研究没有发现两组儿童在 P3 成分潜伏期上的差别。这说明不同刺激类型在动作协调障碍儿童中没有减慢,这与已有研究结果一致(Polich et al.,2000)。

　　本研究还发现,两类受试儿童在有效的目标提示下,P3 成分的波幅更正,这与前人研究结果相同(Tsai et al.,2009;Curran et al.,2001;Eimer,1996;Mangun et al.,1991)。当儿童进行外源性中心提示范式任务时,目前研究没有发现不同条件下靶刺激 P3 成分的波幅变化(Perchet et al.,2000,2005;Perchet et al.,2001)。本研究认为,没有发现波幅变化的原因可能是不同的 SOA 或者是内源性和外源性中心提示范式的差异导致的变异差。另外,两组受试儿童在不一致线索条件下比一致线索条件下 P3 成分的峰值出现延迟。出现这类结果的原因可能是 P3 成分的潜伏期反映了两种条件类型下,受试儿童对反应的不同感知处理结果(Linden,2005)。在不一致线索条件下,动作协调障碍儿童比正常儿童需要更长的时间才可以抑制错误的反应并更快地转向正确结果。

5.2.6　结论

动作协调障碍儿童的视空间注意转移存在缺陷,主要表现在对目标刺激识别速度较慢,大脑两半球间的认知反应转移能力较弱,以及不够完备的预期能力和执行能力。动作协调障碍儿童的反应明显比正常发育的儿童慢,并且在内源性注意转移方面表现出抑制反应能力的缺陷。内源性中心提示范式引发的 ERP 成分提供了注意力集中、反应能力和抑制过程随时间及条件下的客观指标。

本章彩图

第 6 章
动作协调障碍儿童视空间注意分配的神经机制

个体能否在同时进行两种或多种活动时把有限的认知资源分配给不同对象,是影响动作是否协调的重要因素。动作协调障碍儿童可能因注意分配能力不足,导致其动作发展障碍。本章采用双任务范式,探讨动作协调障碍儿童与正常儿童在同一时间内把有限的注意资源分配给不同任务上的能力差异及其神经机制。

6.1 注意分配概述

6.1.1 注意分配相关研究

在注意领域,很早就有学者将注意比作聚光灯,当人们注意一个物体时,就像聚光灯将光线聚焦在物体上,在光线聚焦的地方清晰可见,而其他没有光线聚焦的地方相对比较模糊(Norman,1968;Posner et al.,1980)。Posner 在其有重要影响力的论文中,探讨了注意朝向及信号检测的问题(Posner,1980;Posner et al.,1980),并讨论了内源性注意与外源性注意的不同特征,证实了外在线索和内在线索都能很好地引导注意的分配,而注意并不一定与注视点重合。当我们将注视点集中在中央凹的时候,注意资源很可能已经转移到副中央凹,并开始加工副中央凹的信息。有研究者通过实验发现在正常阅读中也存在着内在的注意转移机制,而且以阅读方向为注意转移方向的机制很可能是知觉广度不对称性的根本原因（Inhoff et al.，1989）。

注意分配是指心理活动同时指向多个不同的任务或对象。在日常生活中，注意分配起着重要的作用，当学生在听课时，就要求其能边听边记笔记，边看边读，老师要做到边讲边观察学生的反应；而歌手在舞台上要做到边跳边唱也需要对注意进行合理的分配。注意分配常常需要我们进行多种活动时，对一些活动有着非常熟练的活动技巧，我们可以把更多的注意分配到其他比较生疏的活动当中去。同时注意还要求从事的几种活动之间存在一定的内在联系，否则将很难同时进行。注意分配的灵活性是指能将注意迅速而且正确地分配给不同的对象。如果一个人的注意资源相对足够，就可以自由地进行注意力的分配，将注意力很好地分配在不同的事件中；但如果一个人的注意资源不够，那么他的注意力的分配能力较低，不能很好地支配同时出现的多项任务。但注意资源都是有限的，人们很难将注意力同时高度集中于两种任务上，因此如果想同时关注两个或两个以上的事件，应该是对一个事物特别集中注意力，对另一个次要任务应尽可能达到注意力的无意识状态，这样才能把更多的注意力分配到主要任务上，从而更好地完成复杂任务。

在前期的注意分配测验中，动作协调障碍儿童很难对两个刺激对象同时进行加工，经常需要反复比对指定寻找目标与测题，效率低下，常出现顾此失彼和测验中断的现象，而大脑在对信息进行加工时容量是有限的，人们要想同时对多个活动进行注意加工，则与刺激对象的特点、主体自身的状态有很大的关系。动作协调障碍儿童在注意分配上表现出来的缺陷是何原因造成，仍需要进一步探讨。

在国外众多注意分配的研究中，注意分配通常被认为是对空间中不同信息关注的转变。注意扩散可以是广泛的（即全部注意分配），也可以是狭窄的（即局部注意分配）（Eriksen et al.，1985）；注意力的最佳传播取决于需要处理的信息类型。当某人在执行任务时，必须感知的视觉细节水平取决于给定的任务。在本地细节上关注和记住所有外界信息之间存在任务冲突（Ericson et al.，2016；Navon，1977）。因此，将注意力的焦点调整到最适合目标任务的范围需要有灵活支配注意的能力。这种灵活的适应可能不会被明确地教导,因此最佳的注意分配最有可能通过经验(即偶然学习)来获得。在没有明确指示的情况下,个人通常使用注意力偏向来偶然学习语言(Gómez et al.,2000)、音乐(Saffran,2002)及视觉对象之间的关联(Fiser et al.,2005;Saffran,2002)。Beck 等(2004)研究发现,偶然学习概率信息会导致注意分配,原因是参与者学会了在编码期间将注意力分配给最有可能改变的对象。之前的研究表明,奖励可以增加偶然学习(Freedberg et al.,2015)并影响注意力的分配(Anderson et al.,2013;Libera et al.,2006;Lee et al.,2013;Shomstein et al.,2013)。Droll(2009)发现,奖励可以增强概率信息的学习及这种学习对扫视行为的影响,结果显示偶然事件对注意分配有影响。

在国内,大多研究者认为在信息加工的记忆阶段,支持注意分配最优化理论,会主动分配更多的注意力给高效价的刺激(冷英,2014)。有研究利用"提示-目标"范式结合单双任务方法,发现提示信息有助于注意力的集中且注意分配会受到两个任务的影响,目标提示更能获得更多的注意资源,认知判断过程在注意分配中是持续存在的(游旭群,2008)。奖励驱动双任务加工过程中,同时进行两项任务需要耗费更多的注意资源(谭金凤,2013)。情绪调节策略可以通过认知重评来完成,主要是通过对注意力的分配,减弱对负性刺激的注意偏向,从而实现减少负性情绪的体验(王艳梅,2016)。还有研究采用视觉和体感跨通道的双任务研究范式,发现不同的性别和不同等级的射箭运动员的注意分配不同,在诱发情境下射箭运动员注意分配更容易受到干扰(秦显海,2008)。

6.1.2　评价注意分配的客观指标

N2pc 是一种与空间选择性注意密切相关的 ERP 成分,反映了对当前任务相关刺激所进行的空间选择加工(Luck et al.,1994a;Eimer,1996;Woodman et al.,1999,2003)。它最早是由 Luck 等(1994b)发现并正式命名的,"N"代表负波(negative),"2"是指该成分出现在刺激呈现后 200～300 ms,而"pc"是指它的头皮分布位置——目标刺激的对侧脑后区域(Luck,2005;Luck et al.,1994a）。N2pc 是一种较大的单侧脑后负波（Luck et al.,1994b），其波幅常被用作对目标刺激注意分配量的指标（Luck,2005），而其潜伏期则反映了对目标刺激注意分配的时间点（Brisson et al.,2007）。近20 年来,在空间注意与视觉选择等研究领域,N2pc 得到了广泛的研究,不仅在其自身特性的研究方面得到了不断的深入细化（如 Mazza et al.,2009;Kiss et al.,2008）,而且还以 N2pc 为指标对视空间注意的神经机制进行了有意义的探索（McDonald et al.,2009;Lorenzo-López et al.,2008）。在此基础上,大量的研究以 N2pc 为指标,对与视空间注意的神经机制有关领域进行了应用性的扩展研究,并且这种应用性的扩展研究与日俱增,逐渐成为该领域的另一个研究热点。

6.1.2.1 N2pc 的理论解释

由于在利用视觉搜索任务所进行的 N2pc 研究中,刺激序列往往是由目标和分心物混合而成的,所以在进行选择性的注意加工时,N2pc 的产生就可能有两种原因:一种是简单地对目标进行了选择性的促进加工;另一种则是从相反的方向抑制了对分心物的加工,从而凸显了目标刺激。具体原因到底是哪一种,目前还存在很大的争议,并由此形成了两种主要理论:空间过滤加工理论与目标增强说。

（1）空间过滤加工理论:空间过滤（spatial filtering）加工理论又叫模糊消解理论（ambiguity resolution theory）、抑制说（suppression hypothesis）,是由Luck 等（1994a）在对 N2pc 的早期研究中提出的。他们认为,N2pc 反映的是一种空间过滤加工,即目标的识别是通过抑制目标周围的分心物的竞争信息来实现的（Luck,2005;Luck et al.,1994a;Luck et al.,1997）。为此,Luck 等（1994a）进行了一系列的实验来验证这一假设,实验中他们主要对干扰刺激进行了操作,以减少或消除注意系统对干扰刺激抑制的可能性,从而避免抑制作用的发生。结果发现,N2pc 对干扰刺激的呈现与否非常敏感,只有当干扰物与目标伴随出现时,才会引发 N2pc,而当被试能够根据刺激的简单特征排除干扰刺激时,N2pc 就会消失;更重要的是,当移除干扰刺激只呈现目标刺激,或者使干扰刺激与当前任务具有相关性进而消除对其的抑制作用,又或者是使刺激序列中所有的项目都保持一致,这时候都不会出现 N2pc。这些研究结果表明,N2pc 与抑制作用是伴随出现的,这与空间过滤加工理论的假设是一致的。另外,Luck 等(1997)还从增加抑制作用的角度出发,发现干扰刺激数目的增加会引发更大的 N2pc,这再次验证了空间过滤加工理论的可信性。空间过滤加工理论认识到了注意资源的有限性,但它过分关注对干扰刺激的抑制,却忽视了对目标特征自上而下的识别、加工。并且,Luck 等(1994a)研究发现,与目标具有较高相似性的非目标刺激同样会引发与目标相似的 N2pc,这是空间加工理论所不能解释的。我们认为,对这种非目标刺激的加工实际上就是对潜在目标的识别、确认的加工过程,也就是说,空间加工理论并不能排除对任务相关刺激的选择加工过程。

(2)目标增强说:目标增强说(target enhancement)是与抑制说相对立的一种理论。有研究发现,在一个给定的视野中(如左视野)只有一个目标刺激,而与此同时相应的另一个视野中(右视野)也只有一个单独的干扰刺激,这时仍然观察到了清晰的 N2pc(Brisson et al.,2007a,2007b,2007c;Acqua et al.,2006;Robitaille et al.,2006;Jolicoeur et al.,2006a,2006b)。在这种条件下,目标周围并不存在来自干扰刺激的竞争信息,也就无所谓对分心物的抑制或是过滤,这是与空间过滤加工理论的假设相矛盾的。对于这一结果,Eimer(1996)认为,N2pc 更有可能反映的是对任务相关刺激进行选择加工的神经过程,这一过程更多是受对任务相关特征敏感的自上而下的神经机制控制的,而不是对目标周围干扰刺激的过滤或者抑制。

Mazza 等(2009)的研究为目标增强说提供了进一步的证据。他们根据抑制说的假设从不同角度设计了 3 个实验:实验 1 中,他们采用了目标一致与目标变化(不能产生抑制)两种条件;实验 2 对目标和干扰物的位置进行了操纵,分为远和近(需要更多的抑制作用)两个维度;实验 3 对干扰物的同质性和异质性(需要更多的抑制作用)进行了操纵。结果发现,在不能产生抑制作用的实验 1 的变化条件下引起的 N2pc 与目标一致条件是没有显著差异的,而在需要更多的抑制作用的实验 2 与实验 3 的两种条件下引发的 N2pc 与对比条件下的 N2pc 也没有显著差异,并没有表现出对抑制程度的敏感性,这与空间过滤加工理论的假设是相违背的。因此,Mazza 等认为,N2pc 反映的是基于目标特征的对任务相关刺激进行选择加工的过程,而非对干扰物的抑制。目标增强说只是片面地强调对任务相关刺激的选择加工,而忽视了对来自周围干扰刺激信息的过滤或抑制,也是比较片面的。并且,Mazza 等(2009)研究发现,相同条件下较多干扰物所引起的 N2pc 波幅要远远大于较少干扰物引起的波幅,这时的目标本身特征并没有变化。因此,目标增强说并不能解释 N2pc 的差异,而只能归因于不同数量的干扰物需要不同程度的抑制作用。也就是说,Mazza 等的研究也并不能完全排除对干扰物的抑制作用。

6.1.2.2　N2pc 的研究范式

当前关于空间注意的研究主要围绕知觉层面和视觉短时记忆层面进行探讨,所以比较常见的 N2pc 的研究范式主要是视觉搜索范式和视觉短时记忆搜索范式及其变式。

(1)视觉搜索范式:视觉搜索(visual search)范式是最早对 N2pc 进行研究时所采用的经典范式(Luck et al.,1994b),如今其仍然是研究 N2pc 的主流范式。该任务的实验过程通常是,首先在屏幕上呈现一个目标与分物混合的刺激序列,然后要求被试根据事先规定的目标对刺激序列进行搜索,最后判断刺激序列中是否存在目标或报告目标出现的位置。在整个过程中,注视点始终出现在屏幕中央。在此范式的基础上,又衍生出了一些该范式的变式。例如,在实验开始前并不告知被试什么是目标刺激,而是在刺激序列出现之前呈现一个目标指示物来提供目标特征信息,如目标的颜色或者形状(Kuo et al.,2009;Acqua et al.,2009)。

(2)视觉短时记忆搜索范式:已有的 fMRI 研究表明,视觉搜索与视觉短时记忆搜索条件下所涉及的空间注意选择过程具有大体相同的神经机制(Nobre et al.,2004),这就为把 Luck 等最初利用视觉搜索任务所发现的 N2pc 成分的研究扩展到记忆领域提供了依据(Luck et al.,1994a;Kuo et al.,2009;McDonald et al.,2009;Acqua et al.,2009)。视觉短时记忆搜索(visual short-term memory search)范式与知觉条件下视觉搜索范式的刺激材料呈现顺序刚好相反,该实验程序是:首先在屏幕上呈现一个记忆序列,然后呈现一个被试所要搜索的目标提示线索(cue),这时被试要根据这一目标提示线索去追溯记忆序列,判断目标是否出现或指出其出现的位置(Kuo et al.,2009;McDonald et al.,2009;Acqua et al.,2009)。

(3)线索-目标范式:视觉搜索范式只能用来探讨纯粹的视觉选择过程,对于一些旨在探索注意的提前转移对目标选择的影响的研究,却是无能为力的,而线索-目标(cue-target)范式则弥补了这一缺陷。线索-目标范式实际上是一种位置线索提示程序与视觉搜索范式的结合,最早来源于 Posner 的损失与增益(costs and benefits)范式(Posner,1980)。这里的提示线索与视觉搜索范式中的目标指示物的不同之处在于前者具有的是空间提示意义,能够提供目标的位置信息,而后者具有的是与目标刺激相同的特征,从而提供将要搜索的目标信息。这种空间线索一般以箭头的形式(Kiss et al.,2008;Seiss et al.,2009)或者利用动态的颜色变化对目标位置进行线索化(Brisson et al.,2008;McDonald et al.,2009),箭头或颜色变化能够引导注意的转移,从而影响被试对目标的选择加工过程。

6.1.2.3 N2pc 的测量方法

N2pc 的测量方法与其他 ERP 成分有所不同。实质上,N2pc 是一种对侧减去同侧波形得到的差异波,具体来说就是出现在对侧视野的目标在单侧脑后区域所引起的脑电反应要比同侧视野目标所引起的脑电反应更负。因此,N2pc 的测量方法通常可以对多对电极点加以平均或者根据每对电极点的显著性程度进行单独取点来求得,如 PO7/PO8、P7/P8、P3/P4、TP7/TP8、O1/O2 等电极点。首先,明确对侧、同侧。对侧、同侧是相对于脑区位置而言的。在 N2pc 实验设计中,目标必须是分布在单侧视野的,那么相对于 PO7(左半球)而言,左侧视野的目标即为同侧目标,而右侧视野的目标即为对侧目标;同理,相对于 PO8(右半球)来说,右侧视野的目标即为同侧目标,而左侧视野的目标即为对侧目标。然后,分别求出左半球脑区(PO7)与右半球脑区(PO8)条件下对侧、同侧波形的总平均。需要指出的是,这时求出的对侧与同侧波形是有脑区的左右之分的。最后,去脑区的单侧化,求出对侧和同侧波形的总平均。因为 N2pc 指的是对侧目标要比同侧目标在单侧脑后区域引起的波形更负,所以无论是左半球还是右半球,虽然所指的脑区位置是不同的,但其所对应的同侧和对侧目标在实质上是一致的,都指的是相应脑区的对侧和同侧。所以,我们就可以对左半球(PO7)与右半球(PO8)的同侧与对侧波形求平均,从而得到没有左右脑区之分的一个同侧波形和一个对侧波形。这时用对侧减去同侧做差异波分析,就会在 200～300 ms观察到一个 N2pc 波(Acqua et al.,2009;Luck et al.,1994b;Woodman et al.,2003)。

6.1.2.4　影响 N2pc 的因素

(1)搜索负荷对 N2pc 的影响:Jolicoeur 等(2008)与 Kuo 等(2009)研究发现,无论是在视觉搜索还是在视觉短时记忆搜索条件下,N2pc 波幅对搜索负荷(2 个或 4 个)的变化并不敏感(Kuo et al.,2009;Jolicoeur et al.,2008)。Kuo 等(2009)认为,这或许是因为 N2pc 所反映的神经机制"对搜索序列中相互竞争的刺激数量相对不敏感"。

Acqua 对视觉短时记忆搜索条件下 N2pc 波幅在高、低负荷条件之间表现出来的一致性产生了质疑,认为其原因在于:与视觉搜索条件不同的是,在视觉短时记忆条件下,刺激序列的变大会相应增加记忆的负荷,而两个随机多边形的记忆负荷已经十分接近视觉短时记忆的容量了(Luria1 et al.,2009)。为此,Acqua 等(2009)分别在视觉搜索条件下和视觉短时记忆搜索条件下对刺激序列的大小(2 个和 4 个)进行了操作,结果发现,在视觉搜索条件下,N2pc 波形确实并没有随着负荷的变化发生变化;然而在视觉短时记忆条件下,4 个负荷条件下的 N2pc 波幅相对于 2 个负荷产生了相当程度的衰减,这可能是记忆负荷的增加大大降低了回溯搜索的效率而引起的。然而,Mazza 等(2009)的研究却发现在视觉搜索任务中,N2pc 是会受到搜索负荷影响的。他们在两个实验中分别采用了 4 个、20 个与 5 个、21 个的搜索负荷,结果发现,高负荷条件下所得到的 N2pc 波幅要显著大于低负荷条件下的 N2pc 波幅。造成研究之间不同结论的原因可能是搜索负荷之间差异大小的不同。

综上可以发现,在知觉条件下的视觉搜索任务中,N2pc 对搜索负荷是相对不敏感的,只有当其负荷差十分明显时,这种差异才会显现出来;而在视觉短时记忆条件下,N2pc 却对记忆负荷差相对较敏感。

(2)空间提示线索对 N2pc 的影响:空间提示线索一般可分成两类,一类是内源性线索,另一类是外源性线索。Kiss 等(2008)利用线索-目标(cue-target)范式研究了内源性线索对 N2pc 的影响。线索是以箭头的形式出现的,并且总能有效提示目标出现的位置,从而引导注意的转移。结果发现,具有提示线索的试次与没有提示线索试次之间所引起的 N2pc 在潜伏期和波幅之间都没有显著差异。Brisson 等(2008)与 Seiss 等(2009)则探讨了线索的有效性对 N2pc 的影响,实验中能够正确指示目标位置的有效线索试次占大部分(60.0% 和 66.6%),结果发现线索的有效与否也对 N2pc 没有影响。这些研究说明 N2pc 与内源性线索所造成的注意的提前转移联系并不密切,它所反映的神经机制与这种注意转移是两种不同的神经过程。然而,McDonald 等(2009)在对返回抑制现象的一项研究中发现,外源性线索会对 N2pc 产生不同的影响。这种外源性线索与 Kiss 等研究中线索的不同之处在于,它与目标位置没有必然的联系,因而与任务是无关的。当线索能够有效提示目标位置时,会引发较小的 N2pc;而当线索不能有效提示目标位置时,则会引发较大的 N2pc。

由此可以发现,外源性线索与内源性线索对视觉选择的影响是不同的。这可能是由于外源性线索是以一种自下而上的方式来俘获注意的,是不受意识与当前活动目的所控制的。它相对于内源性提示线索自上而下的运行机制,会给随后的目标加工带来更大的不确定性,从而对 N2pc 产生更明显的影响。

(3)刺激材料的性质对 N2pc 的影响:很多研究发现,刺激材料的性质也会对 N2pc 的波幅产生影响。首先,干扰刺激与目标刺激的相似程度可以影响 N2pc。Luck 等研究发现,与目标刺激具有较高相似性的干扰刺激同样会引发 N2pc,但其波幅要小于目标引起的 N2pc 波幅;而与目标刺激具有较高区分度的干扰刺激却不能引发 N2pc(Luck et al.,1994a,1994b)。原因可能是:具有较高相似性的干扰刺激与目标刺激分享了较多的共同特征,从而会引发注意系统对这些共同特征进行加工,直到经过进一步的辨别加工发现它并不是目标刺激时才会将其排除,从而引发了一定程度的 N2pc;而具有较高区分度的干扰刺激,与目标刺激具有明显不同的特征,因而可以很快地被作为干扰刺激而排除掉,从而不会引发显著的 N2pc 效应。其次,目标的定义方式也会影响 N2pc。Luck 等(1995,1997,1998)研究发现,当目标刺激是以几个特征结合的方式定义时(如绿色的、水平长条),要比单个特征定义的目标刺激(如绿色长条)引起的 N2pc 更大。这可能的解释是:注意系统在对以几个特征结合的目标进行加工时,进行的是多个维度的特征加工,这就要比单个特征的目标加工占用更多的注意资源(Treisman et al.,1980),从而会引起更大的 N2pc。

(4)任务设计的不同对 N2pc 的影响:研究发现,辨别任务相对于探测任务会引发更大的 N2pc。如果实验中要求被试报告目标刺激出现的位置,那么这种任务要求就要比仅仅要求被试判断目标是否存在所引起的 N2pc 更大(Luck et al.,1997)。这可能的解释是:报告目标位置时,除了要判断目标是否存在以外,还要进一步确认目标出现的位置,这个过程可能耗费了更多的注意资源。以上是目前对 N2pc 有显著影响的几个重要因素的探讨。虽然我们尽可能列出了 N2pc 的影响因素,但影响 N2pc 的因素还远不止于此,未来尚需要更多、更精细的实验研究来进一步挖掘。

总之,N2pc 具有明确的功能意义,反映了在视觉搜索过程中对当前任务相关刺激的选择加工,它对刺激材料呈现方式的要求及它的测量方法都有其独特性,并且 N2pc 的波幅及潜伏期会受到诸多因素的影响。因此,N2pc 是一个重要但又尚需要系统、深入研究的 ERP 成分。目前,虽然 N2pc 在空间注意领域得到了越来越多的关注和应用,但其在迅速发展的同时,也存在很多不足和值得进一步探讨的地方。

6.2　动作协调障碍儿童视空间注意分配的神经机制研究

6.2.1　研究目的

人们在日常生活中需要同时注意多种事物是普遍存在的情况,仅仅靠注意力集中到其中某一项上是不够的,所以将注意同时分配到多项事物中的能力就显得格外重要。因此,本研究在"3.2 动作协调障碍儿童视空间注意保持的神经机制研究"的基础上更进一步探讨动作协调障碍组与对照组儿童在双任务范式中的注意分配能力的反应时和正确率特点及 ERP 成分（如 N2、P3）神经电生理机制的差异。

6.2.2　研究假设

假设 1：随着任务难度的增加，两组儿童的平均反应时均明显增加，动作协调障碍组儿童平均反应时明显长于对照组儿童。

假设 2：N2 与任务难度有关，任务越容易，N2 波幅越大，即两组儿童在单目标的情况下比双目标和非目标的情况下的 N2 波幅有差异。

假设 3：P3 成分是当前任务的注意资源指标，即两组儿童的 P3 波幅有差异。

6.2.3　研究对象与方法

6.2.3.1　被试

被试筛选程序同第 3 章 3.2.3.1，最终参与实验的动作协调障碍组儿童有 27 名，对照组儿童有 27 名，年龄均为 7～10 岁，男女比例均衡，所有被试均为右利手，视力正常或校正后正常，被试参加实验前由监护人填写知情同意书，身体健康并无任何疾病。

两组儿童的年龄 $[t(32)=0.55, P=0.59]$、智商 $[t(32)=1.54, P=0.13]$、性别 $[t(32)=1.39, P=0.24]$ 比较，差异无统计学意义（$P>0.05$），故两组儿童在年龄、智商、性别上相匹配（表 6-1）。

表 6-1　两组被试基本资料比较

组别	年龄/岁		智商		性别/名	
	$M\pm SD$	范围	$M\pm SD$	范围	男	女
动作协调障碍组	8.31±0.87	7～10	107.89±10.93	90～129	9	7
对照组	8.91±0.98	7～10	107.89±10.93	85～124	10	6
合计	8.25±0.92	7～10	106.81±11.01	85～129	19	13

6.2.3.2　实验材料与设计

（1）实验材料：本实验采用 E-prime 2.0 编写的双任务程序，需记录被试的反应时和正确率。屏幕左边灰色正方体边长为 4 cm，屏幕右边红色三位数字长度为 4 cm。

（2）实验设计：采用注意分配的双任务范式，实行 2（被试类型：动作协调障碍组、对照组）×2（注意分配任务：复杂双任务、简单任务）×6（电极点：FC1、FCz、FC2、C1、Cz 和 C2）三因素混合实验设计的重复测量方差分析。被试类型为被试间设计，注意分配任务与电极点为被试内设计。

6.2.3.3　实验程序与任务

脑电记录设备为美国 EGI 公司的 64 导脑电采集系统。主试位于在被试身边约 30 cm 处，斜对着屏幕，随时监控实验的进程。被试位于 14 寸台式电脑显示屏（分辨率为 1920×1080）正前方约 60 cm 处，实验前给予一定时间让被试先熟悉电脑及键盘使用。保持实验室周围环境微暗且安静，整个实验需双手示指完成。

简单反应时任务需判断屏幕上左边区域有无出现灰色正方体。当屏幕左侧出现灰色正方体时，被试需用左手示指按"F"键；当屏幕左侧没有出现灰色正方体时，需用右手示指按"J"键，实验忽略右侧出现的红色三位数。复杂双任务是被试在做简单反应任务的同时，需记下屏幕右方区域出现的红色三位数字，并在随后出现的黑色文本框中输入所出现的数字。实验先进行简单反应时任务，后进行复杂双任务，两个任务分开进行并以随机顺序呈现。实验先为练习阶段，练习阶段有 10 个试次。当被试觉得练习不够，尚未熟悉实验操作方法时，可以返回继续练习。当被试认为练习足够，即可进入正式实验阶段。正式实验阶段共有 180 个试次，实验时长约 15 min。

实验流程见图 6-1。首先呈现 1200 ms 的掩蔽屏，之后被试需将注意集中于红色注视点"＋"，呈现时长为 800 ms，随之呈现双重任务匹配的图片（被试需要针对屏幕左边区域有无出现灰色正方体做出按键反应，如果 3000 ms 内未做出有效反应，那么任务将自动跳过，进入新的试次），按键后呈现 200 ms 的空屏，接着屏幕正中间呈现文本输入框（被试需要回忆并输入刚才在双任务图片中右边屏幕区域出现的三位数），输好后程序会自动进入下一个试次,提示被试又快又准确地反应。简单反应时任务与复杂双任务程序基本一致。与复杂双任务不同的是,简单反应时任务不用记忆图片右侧的三位数和后续的输入任务。

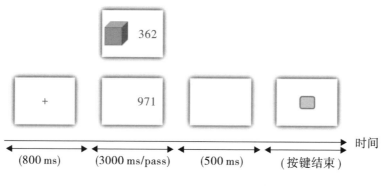

图6-1   注意分配实验流程

6.2.3.4   EEG 记录与分析

使用美国 EGI 公司的事件相关电位记录系统,采用 64 导放大器和脑电帽记录 EEG 信号,使用 EGI 系统中的 Net station 软件进行离线处理。处理步骤为高低通滤波、分段、伪迹检测、坏导替换、平均、参考和基线矫正。参考电极为全脑平均,滤波带通为 0.1 ~ 30.0 Hz,采样率为 500 Hz,头皮电阻小于 5 kΩ。分析时长为 800 ms,刺激前基线为 200 ms,对被试的眨眼、眼动和其他伪迹在数据处理中波幅超过 ±140 μV,电极帽上已包括眼电的电极。本研究包括两种刺激条件,即目标实心圆位置与箭头提示信息是否保持一致和不一致条件。对两组一致性线索类型的两个条件下叠加平均的 ERP 波形电位曲线,根据已往研究对 P1、N1 和 P3 选取头皮顶枕区 8 个电极点(Cz、PO3、Pz、POz、PO4、O1、Oz、O2)的峰值、潜伏期和平均波幅进行分析,根据总平均波形图和以往研究最终选定分析 P1 的时间窗口为 60 ~ 160 ms,N2 的时间窗口为 160 ~ 250 ms,P3 的时间窗口为 250 ~ 450 ms。根据提示信息与目标靶刺激位置一致与不一致条件分别对 EEG 进行分类叠加,获得不同提示条件下的 ERP 曲线,实际每种条件下叠加次数均在 80 次以上。随后使用 SPSS 22.0 对各电极提取得到的波幅和潜伏期进行重复测量方差分析,比较动作协调障碍组和对照组儿童间是否有统计学意义,以 $P<0.05$ 为差异有统计学意义。

6.2.3.5　数据统计与分析

采用 SPSS 20.0 对所有数据进行分析;描述性统计(M 和 SD)用于描述所有相关的人口统计和结果变量。对反应时、正确率、平均波幅、潜伏期及其峰值进行单因素方差分析、配对样本 t 检验、重复测量方差分析,对电生理学数据 P 值采用 Greenhouse-Geisser 法矫正。

6.2.4　结果

6.2.4.1　行为结果

(1)正确率:对正确率进行重复测量方差分析,结果表明,组别的主效应显著[$F(1,30)=10.75,P=0.003,\eta^2=0.26$],提示两组儿童的正确率差异显著。简单任务的主效应不显著[$F(1,30)=2.97,P=0.095,\eta^2=0.09$],简单任务与组别的交互作用不显著[$F(1,30)=0.50,P=0.483,\eta^2=0.017$]。复杂双任务的主效应显著[$F(1,30)=53.39,P=0.0001,\eta^2=0.64$],复杂双任务与组别的交互作用显著[$F(1,30)=9.20,P=0.005,\eta^2=0.235$]。进一步简单效应分析显示,动作协调障碍组儿童的正确率比对照组低[$F(1,30)=9.53,P<0.05$,表 6-2]。

(2)反应时:对反应时进行重复测量方差分析,结果表明,组别的主效应显著[$F(1,30)=6.80,P=0.014,\eta^2=0.19$],提示两组儿童的反应时差异显著。两组儿童在复杂双任务下反应时比在简单任务下反应时更长。分别在复杂双任务和简单任务情况下对比两组儿童的反应时,动作协调障碍组儿童的反应时比对照组更长。简单任务的主效应不显著[$F(1,30)=1.63,P=0.21,\eta^2=0.05$],简单任务与组别的交互作用不显著[$F(1,30)=0.16,P=0.69,\eta^2=0.01$]。复杂双任务的主效应显著[$F(1,30)=83.39,P=0.0001,\eta^2=0.74$],复杂双任务与组别的交互作用显著[$F(1,30)=6.47,P=0.016,\eta^2=0.18$]。进一步简单效应分析显示,在复杂双任务下两组儿童的反应时差异显著[$F(1,30)=7.57,P<0.05$],动作协调障碍组儿童的反应时比对照组更长(表 6-2)。

表6-2　动作协调障碍组和对照组儿童正确率和反应时比较($M\pm SD$)

组别	正确率		反应时/ms	
	简单任务	复杂双任务	简单任务	复杂双任务
动作协调障碍组	0.87 ± 0.11	0.67 ± 0.21	375.10 ± 28.11	473.17 ± 18.22
对照组	0.95 ± 0.05	0.85 ± 0.09	304.39 ± 23.55	320.99 ± 37.93
合计	0.91 ± 0.09	0.76 ± 0.18	338.74 ± 10.30	397.08 ± 81.92

注:表中正确率用小数表示。

6.2.4.2　脑电结果

(1)动作协调障碍组

1)N2(150～300 ms):N2成分平均波幅分析结果显示,电极点主效应显著$[F(5,75)=6.70,P=0.0001,\eta^2=0.21]$,任务类型主效应显著$[F(1,15)=14.90,P=0.001,\eta^2=0.37]$,任务类型和电极点的交互作用边缘不显著$[F(5,75)=1.49,P=0.22,\eta^2=0.06]$。进一步简单效应分析发现,对照组儿童电极点在任务类型上有差异$[F(5,75)=3.22,P=0.0001]$,即任务难度越简单,N2波幅越大。

N2成分峰值分析结果显示,电极点主效应显著$[F(5,75)=8.73,P=0.0001,\eta^2=0.25]$,任务类型主效应不显著$[F(1,15)=3.08,P=0.11,\eta^2=0.19]$,任务类型和电极点的交互作用不显著$[F(5,75)=2.26,P=0.09,\eta^2=0.08]$。

N2成分潜伏期分析结果显示,电极点主效应显著$[F(5,75)=14.44,P=0.0001,\eta^2=0.35]$,任务类型主效应不显著$[F(1,15)=0.08,P=0.78,\eta^2=0.003]$,任务类型和电极点的交互作用不显著$[F(5,75)=0.45,P=0.72,\eta^2=0.02]$。

2)P3(300～550 ms):P3成分平均波幅分析结果显示,电极点主效应显著$[F(5,75)=15.64,P=0.0001,\eta^2=0.69]$,任务类型主效应显著$[F(1,15)=0.22,P=0.0001,\eta^2=0.51]$,任务类型和电极点的交互作用显著$[F(5,75)=2.31,P=0.03,\eta^2=0.13]$。进一步简单效应分析发现,动作协调障碍组儿童电极点在任务类型上均有显著差异$[F(5,75)=33.22,P=$

0.0001],即任务难度越大,动作协调障碍组儿童 P3 波幅越小。

　　P3 成分峰值分析结果显示,电极点主效应显著[$F(5,75)=16.20,P=0.0001,\eta^2=0.54$],任务类型主效应显著[$F(1,15)=10.63,P=0.006,\eta^2=0.43$],任务类型和电极点的交互作用显著[$F(5,75)=2.99,P=0.007,\eta^2=0.54$],进一步简单效应分析发现,动作协调障碍组儿童在任务类型上差异显著[$F(5,75)=11.34,P=0.0001$],即任务难度越大,动作协调障碍组儿童的 P3 波幅越小。

　　P3 成分潜伏期分析结果显示,电极点主效应显著[$F(5,75)=2.31,P=0.030,\eta^2=0.12$],任务类型主效应显著[$F(1,15)=6.32,P=0.022,\eta^2=0.271$],电极点和组别交互作用显著[$F(5,75)=3.56,P=0.032,\eta^2=0.21$],进一步简单效应分析发现,动作协调障碍组儿童电极点在任务类型上差异显著[$F(5,75)=6.32,P=0.022$],即任务难度越大,动作协调障碍组儿童的 P3 潜伏期越长。

　　结果见图 6-2 和图 6-3。

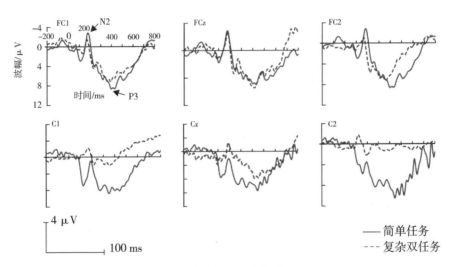

图 6-2　动作协调障碍组儿童简单任务和复杂双任务下的波形图

简单任务

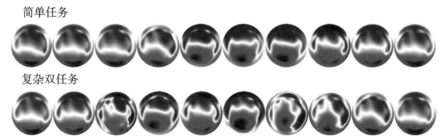

复杂双任务

150 ms　200 ms　250 ms　300 ms　350 ms　400 ms　450 ms　500 ms　550 ms　600 ms

图6-3　动作协调障碍组儿童简单任务和复杂双任务下的地形图

（2）对照组

1）N2（150～300 ms）：N2 成分平均波幅分析结果显示，电极点主效应显著 $[F(5,75)=8.30,P=0.0001,\eta^2=0.36]$，任务类型主效应显著 $[F(1,15)=9.92,P=0.007,\eta^2=0.40]$，任务类型和电极点的交互作用不显著 $[F(5,75)=1.19,P=0.314,\eta^2=0.07]$。

N2 成分峰值分析结果显示，电极点主效应显著 $[F(5,75)=5.26,P=0.0001,\eta^2=0.25]$，任务类型主效应不显著 $[F(1,15)=1.25,P=0.281,\eta^2=0.072]$，任务类型和电极点的交互作用不显著 $[F(5,75)=0.92,P=0.497,\eta^2=0.054]$。

N2 成分潜伏期分析结果显示，电极点主效应显著 $[F(5,75)=11.34,P=0.0001,\eta^2=0.40]$，任务类型主效应不显著 $[F(1,15)=0.003,P=0.956,\eta^2=0.001]$，任务类型和电极点的交互作用不显著 $[F(5,75)=0.21,P=0.884,\eta^2=0.01]$。

2）P3（300～550 ms）：P3 成分平均波幅分析结果显示，电极点主效应显著 $[F(5,75)=8.66,P=0.0001,\eta^2=0.46]$，任务类型主效应显著 $[F(1,15)=5.59,P=0.040,\eta^2=0.36]$，任务类型和电极点的交互作用显著 $[F(5,75)=2.89,P=0.049,\eta^2=0.12]$，进一步简单效应分析发现，对照组儿童的电极点在任务类型上差异显著 $[F(5,75)=5.58,P=0.040]$，即任务难度越大对照组儿童的 P3 波幅越小。

P3 成分峰值分析结果显示，电极点主效应显著 $[F(5,75)=8.66,P=0.0001,\eta^2=0.46]$，任务类型主效应显著 $[F(1,15)=5.59,P=0.04,\eta^2=$

0.36],任务类型和电极点的交互作用不显著[$F_{(5,75)}=1.13, P=0.355, \eta^2=0.10$]。

P3 成分潜伏期分析结果显示,电极点主效应不显著[$F_{(5,75)}=1.97, P=0.072, \eta^2=0.16$],任务类型主效应不显著[$F_{(1,15)}=1.07, P=0.325, \eta^2=0.10$],电极点和组别交互作用不显著[$F_{(5,75)}=0.19, P=0.863, \eta^2=0.02$]。

结果见图 6-4 和图 6-5。

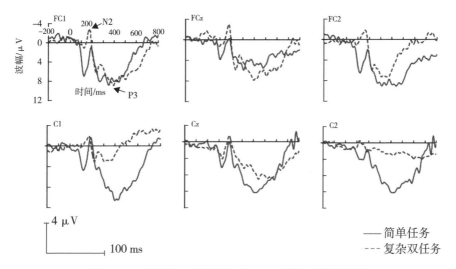

——简单任务

--- 复杂双任务

图 6-4　对照组儿童简单任务和复杂双任务下的波形图

简单任务

复杂双任务

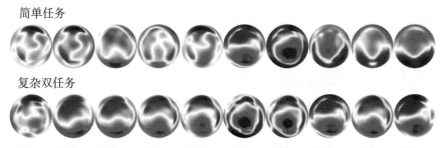

150 ms　200 ms　250 ms　300 ms　350 ms　400 ms　450 ms　500 ms　550 ms　600 ms

图 6-5　对照组儿童简单任务和复杂双任务下的地形图

(3)动作协调障碍组与对照组对比

1)N2(150~300 ms):N2成分平均波幅分析结果显示,电极点主效应显著$[F(7,210)=6.70,P=0.0001,\eta^2=0.21]$,任务类型主效应显著$[F(1,30)=14.90,P=0.001,\eta^2=0.37]$,组别差异不显著$[F(1,30)=0.57,P=0.42,\eta^2=0.02]$,任务类型和电极点的交互作用不显著$[F(7,210)=1.49,P=0.22,\eta^2=0.06]$,任务类型和组别交互作用不显著$[F(1,30)=0.21,P=0.65,\eta^2=0.008]$,电极点和组别交互作用不显著$[F(7,210)=2.05,P=0.10,\eta^2=0.08]$,任务类型、电极点和组别三者的交互作用不显著$[F(7,210)=0.27,P=0.85,\eta^2=0.01]$。

N2成分峰值分析结果显示,电极点主效应显著$[F(7,210)=8.73,P=0.0001,\eta^2=0.25]$,任务类型主效应不显著$[F(1,30)=3.08,P=0.11,\eta^2=0.19]$,任务类型和电极点的交互作用不显著$[F(7,210)=2.26,P=0.09,\eta^2=0.08]$。组别差异不显著$[F(1,30)=0.06,P=0.81,\eta^2=0.002]$,任务类型和组别交互作用不显著$[F(1,30)=0.06,P=0.81,\eta^2=0.002]$,电极点和组别交互作用不显著$[F(7,210)=1.34,P=0.24,\eta^2=0.05]$,任务类型、电极点和组别三者的交互作用不显著$[F(7,210)=0.38,P=0.78,\eta^2=0.01]$。

N2成分潜伏期分析结果显示,电极点主效应显著$[F(7,210)=14.44,P=0.0001,\eta^2=0.35]$,任务类型主效应不显著$[F(1,30)=0.08,P=0.78,\eta^2=0.003]$,任务类型和电极点的交互作用不显著$[F(7,210)=0.45,P=0.72,\eta^2=0.02]$。组别差异不显著$[F(1,30)=0.40,P=0.53,\eta^2=0.02]$,任务类型和组别交互作用不显著$[F(1,30)=0.20,P=0.91,\eta^2=0.01]$,电极点和组别交互作用不显著$[F(7,210)=0.19,P=0.68,\eta^2=0.01]$,任务类型、电极点和组别三者的交互作用不显著$[F(7,210)=1.27,P=0.29,\eta^2=0.05]$。

2)P3(300~550 ms):P3成分平均波幅分析结果显示,电极点主效应显著$[F(7,210)=20.09,P=0.0001,\eta^2=0.45]$,任务类型主效应显著$[F(1,30)=27.55,P=0.0001,\eta^2=0.52]$,任务类型和电极点的交互作用显著$[F(7,210)=2.81,P=0.04,\eta^2=0.10]$,进一步简单效应分析发现,电极点在对照组儿童$[F(7,210)=7.87,P=0.0001]$和动作协调障碍组儿童$[F(7,

210)= 10.78,P = 0.0001]上均有显著差异,电极点和组别交互作用显著[$F(7,210)=3.28,P=0.015,\eta^2=0.12$],进一步简单效应分析发现,对照组儿童和动作协调障碍组儿童在复杂双任务下比简单任务下的 P3 波幅更正。组别差异不显著[$F(1,30)=0.64,P=0.43,\eta^2=0.03$],任务类型和组别交互作用不显著[$F(1,30)=0.68,P=0.42,\eta^2=0.03$],任务类型、电极点和组别三者的交互作用不显著[$F(7,210)=0.40,P=0.76,\eta^2=0.02$]。

　　P3 成分峰值分析结果显示,电极点主效应显著[$F(7,210)=18.80,P=0.0001,\eta^2=0.44$],任务类型主效应显著[$F(1,30)=21.49,P=0.0001,\eta^2=0.47$],任务类型和电极点的交互作用显著[$F(7,210)=3.38,P=0.02,\eta^2=0.12$],进一步简单效应分析发现,电极点在对照组儿童[$F(7,210)=7.29,P=0.0001$]和动作协调障碍组儿童[$F(7,210)=6.71,P=0.001$]上均有显著差异,电极点和组别交互作用显著[$F(7,210)=2.85,P=0.03,\eta^2=0.11$],进一步简单效应分析发现,对照组儿童和动作协调障碍组儿童在复杂双任务下比简单任务下的 P3 波幅更正。组别差异不显著[$F(1,30)=0.59,P=0.45,\eta^2=0.02$],任务类型和组别交互作用不显著[$F(1,30)=0.29,P=0.60,\eta^2=0.01$],任务类型、电极点和组别三者的交互作用不显著[$F(7,210)=0.87,P=0.47,\eta^2=0.04$]。

　　P3 成分潜伏期分析结果显示,电极点主效应不显著[$F(7,210)=1.34,P=0.23,\eta^2=0.45$],任务类型主效应显著[$F(1,30)=5.60,P=0.025,\eta^2=0.17$],电极点和组别交互作用显著[$F(7,210)=3.20,P=0.019,\eta^2=0.11$],进一步简单效应分析发现,对照组儿童比动作协调障碍组儿童在 CP1、CP2 电极点上的 P3 波幅更正。组别差异不显著[$F(1,30)=2.14,P=0.16,\eta^2=0.07$],任务类型和组别交互作用不显著[$F(1,30)=0.84,P=0.37,\eta^2=0.03$],任务类型和电极点的交互作用不显著[$F(7,210)=0.24,P=0.90,\eta^2=0.01$],任务类型、电极点和组别三者的交互作用不显著[$F(7,210)=0.36,P=0.81,\eta^2=0.01$]。

　　结果见图 6-6 ~ 图 6-9。

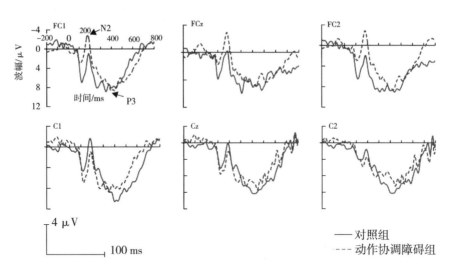

图6-6   简单任务下动作协调障碍组和对照组儿童的波形图

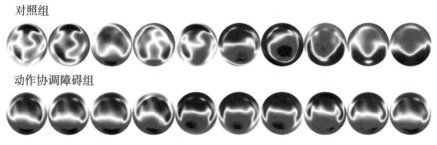

150 ms 200 ms 250 ms 300 ms 350 ms 400 ms 450 ms 500 ms 550 ms 600 ms

图6-7   简单任务下动作协调障碍组和对照组儿童的地形图

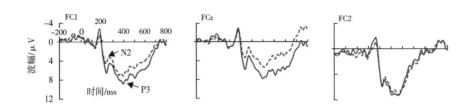

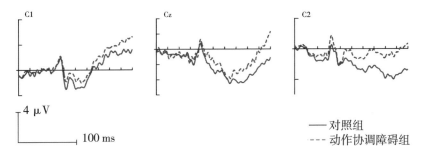

图 6-8　复杂双任务下动作协调障碍组和对照组儿童的波形图

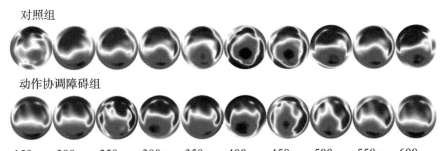

图 6-9　复杂双任务下动作协调障碍组和对照组儿童的地形图

6.2.5　讨论

N2 成分与集中注意力和任务的难度有关（Martin et al., 2011；Gherri et al., 2010）。Gherri 等（2010）研究发现，简单任务条件下的 N2 波幅大于复杂双任务条件下的 N2 波幅。Martin 等（2011）认为 N2 成分与任务的难易程度有关，任务越简单，则 N2 波幅就越大。本研究结果与上述研究结果一致，在 ERP 的结果上体现为简单任务条件下的 N2 成分的波幅更大；简单任务条件下的 N2 波幅大于复杂双任务条件下，这是由于在复杂双任务条件下，被试需要同时完成两项任务，相对于注意力集中于简单任务而言，多任务条件下被试是低效的。本研究中复杂双任务在对简单判断任务进行判断的同时需要对三位数据进行记忆，任务难度增加，且由于任务难度越大 N2 波幅越小，因此，复杂双任务比简单任务条件下所产生的 N2 波幅小。在两种任务条件下,动作协调障碍组儿童的 N2 波幅大于对照组儿童。两个任务同时存在时,被试的注意资源的损耗也就更大,相对注意资源小的被试会出现力不从心的情况。

P3 成分与视觉注意对目标任务的自上而下加工、内源性加工和主动加工有关(Friedman‐Hill et al.,1995)。众多双任务范式的研究结果显示,P3 成分是完成当前任务所分配到注意力资源数量多少的重要指标(Kida et al.,2012;Singhal et al.,2004)。Nikki 等(2011)采用箭头 Flanker 任务和 Sternberg 记忆任务相结合的两个任务范式,被试只进行 Flanker 任务时为简单任务,需要同时进行 Flanker 任务和记忆任务时为复杂双任务。研究者认为,在双任务条件下比较只进行 Flanker 任务是需要耗损更多的注意力资源,需要将有限的注意力资源同时分配到两个任务中,因此双任务条件下的注意力资源数量要少于单任务条件下的注意力资源数量,从而表现为双任务条件下 P3 成分的波幅比单任务条件下的波幅更小。本研究结果与 Nikki 等(2011)的研究结果一致,发现简单任务条件下的 P3 成分波幅更大,且动作协调障碍儿童的 P3 波幅小于正常儿童,说明在处理相同难度时动作协调障碍儿童比正常儿童需要消耗更多的注意力资源。谭金凤等(2013)研究发现,工作记忆是信息从知觉到长时记忆之间,用于暂时保存信息的有限系统,主要是信息从直觉到记忆的转化过程和加工后的信息保持。孟迎芳等(2007)研究发现,记忆的编码需要主动分配资源才能完成。在本研究中,刺激呈现的时候给予被试足够长的时间将数字记忆从知觉表征向记忆表征进行转化,通过过渡屏进入数字记忆的保持阶段。但在完成双任务条件时被试仍然需要分配一定注意资源给灰色正方体,因此结果仍然发现复杂双任务条件下的 P3 成分波幅更小。结合行为结果,复杂双任务的反应时比简单任务的反应时更长;动作协调障碍儿童不论在简单任务还是复杂双任务中的反应时都要比正常儿童的反应时长。这表明双任务条件下的任务难度明显高于简单任务条件下的任务难度,因此需要被试付出更多的努力。本研究结果同样表明 P3 成分波幅可以是注意资源分配的测量指标(Isreal et al.,1980),任务难度越高,那么被试对任务付出的努力越多时,就会相对应分配注意资源给多项的任务,因此会导致 P3 成分波幅减小。

Koechlin 等(1999)运用双任务范式,探讨了额叶在人类认知活动中的作用。他们发现,当个体仅完成单任务时,额叶不会被激活,而当个体需要进行注意分配——在进行信息的工作记忆时需要同时去处理第二个任务,即同时完成双任务时,左右两侧脑区的额叶都会被激活。他们由此指出,在双任务处理过程中,额叶脑区具有协调作用。Esposito 等(1999)研究发现,前额叶损伤的患者不能很好地完成双任务,说明其信息加工能力也是受损的。同样,其他研究者也认为双任务处理过程中额叶脑区具有重要作用(Adcock et al.,2000;Bunge et al.,2000)。在数字比较任务的 ERP 研究中发现,成人对数字的加工脑区主要位于双侧下顶叶,且右侧顶叶活性较强(Dehaene et al.,1996;Dehaenc et al.,1998;南云,2003)。Koechlin 等采用 fMRI 技术,较高的空间分辨率优势下探讨脑区激活的变化。而本研究采用的是 ERP 技术,探讨较高的时间分辨率优势下主要的 ERP 成分特点,因此本研究并没有发现左右脑区激活区域的明显差异。已有研究显示脑区对数字记忆加工主要集中于顶叶,而且 P3 成分主要在中央顶部有更大的激活,因此本研究也是重点分析大脑区域的中顶部的变化。

本研究从注意分配能力考查了动作协调障碍组与对照组儿童的差异。注意分配能力的测量主要在两项任务同时进行的情况下,观察被试是否能够兼顾两者,进行有效的反应。以往研究大多通过视听两个通道进行探讨,但本研究考虑的是注意分配能力,以探讨在不同难度的双任务条件下其对两组儿童的认知效能与生理机制的影响。对此,本研究特别选用两个任务同屏显示,采用单一视觉通道进行检测,以更准确地探究两类儿童注意能力的差异。在执行双任务协调情景中,被试需要有有效的注意分配与协调冲突、抑制反应的能力。注意资源的总量是有限的,当被试注意资源总量越大,就越容易同时进行多项的任务,将注意资源合理分配在不同的任务中。同样,任务项目或者容量越大,需要被试投入的注意资源也就越多。只有被试投入足够的注意资源,才能更好地完成任务。如果被试没有足够的注意资源,那么只能导致任务失败。N2 成分与集中注意力、任务的难度有关(Martin et al.,2011;Gherri et al.,2010)。Gherri 等研究发现,简单任务条件下的 N2 波幅大于复杂双任务条件下的 N2 波幅。Martin 等(2011)研究发现,

N2 成分与任务的难易程度有关,任务越简单,N2 波幅就越大。在复杂双任务条件下,被试必须同时进行两项任务,需要将注意资源分配到两个任务中,既要对屏幕左侧任务进行甄别,又要对屏幕右侧三位数字进行记忆,并在后续的框内进行回忆。注意资源的有限性导致反应速度与正确率的下降,这在动作协调障碍儿童与正常儿童中都是必然存在的。认知信息初级加工过程的重要指标是 P3 成分的潜伏期,它代表了对信息的加工和处理速度,而与被试应答和选择的过程没有关系。个体实际的反应速度取决于被试对整个任务的整体处理过程,因此 P3 潜伏期并不完全等同于被试的反应速度(Ilan et al.,1999)。本研究行为数据反映速度差异明显而脑电中潜伏期并没有发现差异很可能是这个原因,反应速度可能受到个体注意资源容量和任务本身难易程度的影响(Shen et al.,2006)。儿童 P3 成分的潜伏期没有明显的统计学意义上的延迟,但他们在日常动作行为中仍然表现出困难,特别是在完成新颖的动作的时候,他们的反应速度比同龄正常儿童慢(Krigolson et al.,2006)。对目标运动的信息处理过程进行研究,发现刺激的 P3 成分与运动控制过程中对信息的修正和内化均存在功能性的相关(Krigolson et al.,2006)。

本研究结果表明,动作协调障碍儿童 P3 成分波幅比正常儿童低,表明动作协调障碍儿童对信息的初级加工能力相对较差,导致其运动控制能力也存在一定缺陷。一直以来诸多研究证实,年龄和智力都对 P3 成分有影响。随着年龄增长,个体的反应会越来越快,错误会相对减少;智力越高,个体的反应会更快,错误会相对较少(Uohhashi et al.,2006)。P3 成分也是大脑发育状况的整体反映,是个体记忆、认知水平的整体表现,认知能力是 P3 成分潜伏期变短和波幅增加的正向因素。在痴呆的临床研究中,智力低的被试潜伏期较对照组明显延长,波幅明显降低(Santos et al.,2007)。P3 成分的波幅代表着被试对初级信息加工过程的整体反映,被试的信息加工能力不足直接影响了对整体信息的控制过程,导致儿童执行功能低下。注意分配任务的脑电数据结果提示,两类被试的注意资源总量并不是两类儿童表现出注意能力差异的原因。动作协调障碍组与对照组儿童在注意分配能力上表现出来的差异是由注意资源相对缺乏导致,也就是对有限的资源,能相对有效使用的能力差异导致的。随着神经电生理学方法的快速发展,在今后的研究中,可以利用 fMRI 和近红外(fNIRs)技术进一步探讨动作协调障碍儿童与正常儿童脑区的差异。

6.2.6　结论

　　复杂双任务的反应时相对更长,则双任务加工过程中有更多的心理过程的参与。动作协调障碍儿童的反应时明显长于正常儿童,表明动作协调障碍儿童的注意资源总量少于正常儿童。

本章彩图

第 7 章

动作协调障碍儿童视空间信息自动加工的特点

导致动作协调障碍的原因很多,从认知心理学角度来看,学习是一个相当复杂的信息加工过程,这个过程中的任一环节出现问题,都可能导致动作协调障碍,不同的动作协调障碍儿童是由不同的认知加工机制引起的。以往的研究从不同侧面揭示了动作协调障碍儿童的认知加工缺陷,但对造成认知加工缺陷原因的研究十分有限。

在动作协调障碍儿童认知加工机制研究的基础上,本书采用 ERP 技术,用纯音刺激与图片刺激作为实验材料,探讨动作协调障碍儿童的视空间信息自动加工特征,深入探讨动作协调障碍儿童前注意加工的脑机制。

20 世纪 50 年代,ERP 技术的应用为人类认知功能研究开创了新纪元。ERP 是一项无损伤性脑认知成像技术,它的电位是人类身体或心理活动与事件相关的脑电活动,与大脑头皮表面记录到并通过对信号过滤和叠加的方式从 EEG 中分离出来。ERP 已越来越广泛地应用于大脑功能损害的诊断和评定。其中失匹配负波(mismatch negativity,MMN)是反映视空间信息加工的特异性指标,MMN 是一种对刺激信号的前注意加工的 ERP,是大脑对刺激还没有意识到注意参与前的加工阶段,是一个自动觉察的加工过程。由于它具有不需要被试的主动参与,不受注意与否及年龄因素的影响(甚至可以从睡眠的婴儿中获得),可避免心理因素的直接影响的特点,为观察非意识层面的认知能力加工的神经电生理学提供了一个窗口,同时越来越广泛地被临床应用。国外已经有研究应用 MMN 来评定注意障碍、知觉障碍、学习能力障碍、脑功能衰退、早期大脑功能、额叶损害等。因此它与其他 ERP 成分(如 N400、P300、CNV 等)一样,可以作为评价脑功能的比较有效的客观电生理学指标。

MMN 由 Näätänen 等(1978)首先报道,主要反映不依赖于刺激任务的自动加工过程,因此它是一个大脑感觉信息加工的电生理测量指标。目前,国外对于 MMN 的研究一方面集中在注意的机制等基础方面,另一方面则是在临床应用方面,并展现出了广阔的应用前景。国内也开始有了 MMN 的基础研究(罗跃嘉和魏景汉,1998)与应用报道。

7.1　脑信息自动加工相关研究

7.1.1　失匹配负波

MMN 在非注意条件下产生,运用相减技术得到,反映了脑对信息的自动加工。MMN 主要反映脑信息的自动加工过程,不依赖于任务刺激,偏差刺激随机出现在不断重复的标准刺激序列中所诱发的听觉诱发电位成分就是 MMN,它是一种内源性 ERP 成分,它的产生可运用 Oddball 实验范式来实现。

MMN 典型的实验范式是,令被试只注意一只耳而不注意另一只耳的声音即双耳分听实验。结果发现,无论是注意耳还是非注意耳,标准刺激均没有偏差刺激引起的负波高。偏差刺激与标准刺激的差异波中 100 ~ 250 ms 出现一个明显的负波,就是 MMN。由于偏差刺激出现的概率比较小,同时与标准刺激差异也非常小,因此在由标准刺激和偏差刺激组成的一系列刺激中,偏差刺激减标准刺激得到的 MMN 就是这种变化的反映。

MMN 是对重复的声刺激偶尔变化的反映,是对感觉环境中没有预期的刺激意识前觉察的指标,是偏差刺激和标准刺激在中枢前注意阶段比较加工的反映。MMN 代表对经验依赖性听觉记忆痕迹变化的一种自动察觉,MMN 是大脑对感觉信息输入调节其敏感能力的感觉闸门。

在经典的 Oddball 实验范式中,由偏差刺激减去标准刺激的 ERP 得到的波形就是 MMN,它是由偏差刺激信息输入到标准刺激序列中而引起的反应,是感知系统中新异的偏差刺激与之前的标准刺激形成的记忆痕迹模版相比较得出来的(Shestakova et al.,2002),是感觉记忆系统在小概率出现的偏差刺激和大概率出现的标准刺激之间产生的失匹配。Oddball 范式是不同的刺激信号相比较进而产生 MMN,也就是说标准刺激和偏差刺激是两种不同的信号刺激。

在 MMN 的提取过程中,相减技术是核心和关键。所谓相减,就是将两种任务或者刺激类型 ERP 波形进行相减,从而提取出更纯粹、心理意义更清楚的 ERP 成分,这种成分通常被称为差异波。MMN 成分,就是将小概率刺激的 ERP 减去大概率刺激的 ERP 波形得到的差异波。

7.1.2 脑信息自动加工功能

7.1.2.1 脑信息自动加工的基本概念

脑信息自动加工亦称"脑的自动加工""脑对信息的自动加工"。脑信息自动加工可分为 2 种。①行为自动化:包括先天行为自动化和后天行为自动化。先天行为自动化就是指吃、喝等满足生理需要的行为;后天行为自动化是指走路、骑车、游泳等技能。行为受脑的控制,是脑功能的表现,因此行为自动化是脑的信息自动加工的结果。②脑对感觉信息加工的自动化:即脑具有自动加工从各个感觉通路进入的信息的能力,包括先天和后天两种。先天的脑对感觉信息的自动加工主要是朝向反应,如"酒会己名效应",在鸡尾酒会的嘈杂环境中,当你专心和他人交谈时,你不会注意或听清其他人谈话的内容。但是当有人提及你的名字时,你却会意识到并可能不自觉地张望声音的来源,这说明人的脑组织在对进入耳朵的声音进行自动筛选,只让有价值的信息进入意识,而将大量无价值的信息过滤掉。这不但大大提高了脑的加工效率,是一种极大的节约,而且对机体具有重要的保护意义,因为对机体具有伤害意义的信息会自动进入意识,以便使机体能够及时采取应对措施。"酒会己名效应"的出现有 2 种可能:一种可能是对所有感觉阈限以上、未注意从而未进入意识的信息并未进行加工,只不过由于对自己名字的感觉阈限比较低,其强度较易达到新异刺激的水平,于是引起了朝向反应。这也就是说,此时名字是非条件反射的新异刺激。另一种可能是对所有感觉阈限以上、未注意从而未进入意识的信息都进行了自动加工,自己的名字和这些信息一样都被自动侦察到了,不过由于在日常生活中被唤名和朝向反应间长期多次联系,建立了条件反射,所以自己的名字会引起朝向反应。这就是说,此时名字是条件反射的条件刺激。后天的脑对感觉信息的自动加工如阅读的过程。在阅读过程中并不需要对组成句子的一系列词汇的各个词汇进行有意识的认知,对各个词汇的理解是自动完成的。又如经验丰富的边防检查人员有时凭直觉一眼能认出走私犯,可以说是"未知先觉"。

现代心理学中几乎所有的注意模型都涉及自动信息加工这一环节,过滤器模型认为,从外界来的信息数量是极大的,但是人的大脑中枢系统的加工能力是有限度的,需要"过滤器"加以调节,选择一些有价值的信息进入下一步分析阶段。这些被注意提取到的信息立即被传送,而那些没有被注意到的信息停留在短时记忆系统中,随后迅速衰退。过滤器选择新异刺激或意义显著的刺激(如自己的名字)较容易通过,即使这些刺激位于没有被注意的信息之列。衰减模型用衰减代替过滤器,将多通道模型取代 Broadbent (1958)的单通道模型。目前认知心理学界大多喜欢把这两个模型结合称作过滤器–衰减模型。反应选择模型和知觉选择模型认为,大脑将对所有进来的刺激进行加工,在信息进入工作记忆阶段时,需要进一步加工的信息才开始被选择。此观点又被称作后期选择理论。能量分配模型很好地反映了中枢能量理论,资源分配方案才是注意的关键,那些被系统随机分配用来处理差异刺激的认知过程就构成了注意。需求量多的任务与需求量少的任务比较需要更多的资源分配,只有那些没有经过练习的需求任务才是这样的。通过练习,用来完成需求任务而投入的心理努力就会减少,如果继续保持练习,任务的加工将会成为自动化。

7.1.2.2　对注意的丘脑闸门学说的补充

从上述例证不难发现,非注意的即无关的信息可以进入皮质进行自动加工。这就可以对闸门学说做这样的理解:闸门学说作为一种注意理论,它指的闸门是注意的闸门,它阻止的是对无关信息的注意,就是说阻止对无关信息进行投入心理资源的加工。无关信息虽然可以进入皮质进行加工,但并不对它投入心理资源。这种加工是无意识的自动加工,具有不完善性和不精确性的特点。目前还不能以无关信息进入皮质进行自动加工,进而否定丘脑闸门的存在及其功能的必要性,只可作为丘脑闸门学说的补充。当然,关于注意信息与无关信息在神经系统中运行与加工的关系问题还远远没有解决,这也正是脑的信息自动加工研究的基本任务。

7.1.2.3　MMN 是脑信息自动加工的宝贵客观指标

MMN 是小概率的偏差刺激随机出现在一系列大概率的标准刺激序列中所诱发的,由刺激变化所诱发的 100～250 ms 时段出现的两种刺激反应之间的差异波就是 MMN。在非注意条件下这一刺激变化是在被试非意识下产生的,而这一非意识的外界变化必然引起一定形式的脑波 MMN,可见 MMN 反映了脑对信息的自动加工。已有研究表明,MMN 说明了初级听觉皮质与邻近颞上回皮质的激活过程,它与大脑对感官信息尤其是听觉信息早期处理活动有关。由于 MMN 能够比较客观地反映大脑感觉记忆功能及探测特征变化的能力,所以它在临床诊断与认知神经科学上具有极大的应用潜力。MMN 的这些优势,最终将被用于特殊人群来辨识特殊的功能缺陷,并有助于制定有效措施,在研究和临床上都有着广阔的应用前景。在非注意或非意识状态下也会出现 MMN,MMN 能够用于诊断认知障碍,尤其是那些常规检查就不能很好配合的患者(如婴幼儿、意识丧失患者、严重痴呆患者等)。

7.1.3　MMN 研究常见的实验范式

7.1.3.1　Oddball 实验范式

Oddball 实验范式的核心是在一组重复出现的标准刺激(standard stimulus)(概率是 80%～90%)序列中随机插入刺激参数不同的"偏差刺激"或"靶刺激"(deviant or target stimulus)(概率是 10%～20%)。该范式有主动和被动两种范式,主动形式是要求被试投入注意资源对偏差刺激辨认或者计数;被动形式则让被试看无声电影,或做无声游戏来转移注意,以达到让被试忽视所有刺激信号的目的。

7.1.3.2 双耳分听范式

经典双耳分听(dichotic listening)实验范式中也运用 Oddball 刺激范式,分别给予左右两耳不同的标准刺激和偏差刺激。令被试只注意某一耳的偏差刺激,指定耳可互换,也可让被试通过阅读来忽视听觉刺激。

无论实验选用哪种范式,刺激序列的第一个刺激一定得是标准刺激。声音刺激可以为短纯音、纯音、短声或者言语声等。可以从强度、频率、持续时间、刺激间隔时间来体现偏差刺激的物理特征或者几种变化同时呈现,甚至是一些抽象特征,如刺激排列的方向(递增或递减)也可以诱发 MMN。

7.1.4　MMN 产生机制理论及其影响因素

7.1.4.1 理论

(1)不应期假说:不应期也称感觉疲劳,该理论是最早用来解释 MMN 的假说。该理论认为,标准刺激与偏差刺激的物理特征不一样,分别是由不同的大脑神经成分产生反应,标准刺激出现概率比较大,间隔时间不长,对其起反应的神经成分进入不应期,而偏差刺激的出现频率比较小,对其起反应的神经成分维持了较好的反应性,因此偏差刺激诱发的反应比标准刺激诱发的大,从而产生了 MMN。虽然这个假说提出的时间比较早,但是直到现在,MMN 研究中仍然需要特别注意神经元不应期的问题。

(2)特征地图和差异辨别器理论:Sams 等(1985)认为大脑神经分别独立地编码刺激的各种特征并形成相对应的特征地图,特征地图的激活或许参与了 N1 的形成。被编码得到的信息集中地进入某一个神经元群,这个神经元群能够辨别刺激间的差异变化,因此被称作差异辨别器。标准刺激出现后,通过某种中间神经元来抑制差异辨别器,遏制它的激活。但是当偏离刺激出现的时候,因为刺激特征发生了变化,所以通过某种新的神经联系激活差异辨别器,形成 MMN。

(3)记忆痕迹假说:Naatanen 认为,标准刺激大概率的多次重复出现使得它的各种物理特征都比较准确地留在大脑内,成为记忆痕迹或模板。后来进入的每一个听觉刺激都自动地与此模板进行比较。如果偏差刺激恰好在记忆痕迹持续的时间(5~15 s)内出现,登记和编码就会发生偏差,这样就产生了 MMN。

(4)特殊适应假说:特殊适应假说(the adaptation hypothesis)认为,根本就不存在独立的 MMN 成分,通过相减技术所得到的差异波只不过是偏差刺激引起的 N1 成分与标准刺激引起的 N1 成分之间的差异。这就是说,人们观察到的所谓的 MMN 只是两个 N1 成分相减后的结果。其实很早以前的研究就发现 N1 包含两个亚成分:位于额部的 N1a 成分与位于枕部的 N1p 成分。失匹配成分只是一种假象,因为标准刺激引发出的 N1a 成分跟偏差刺激引发的 N1p 成分之间存在差异,正是这种差异才给人们造成了这种假象。该假说公布后,引起了学术界一场大论战,但是最终还是记忆痕迹假说获胜。尽管现在已经很少有该假说的研究,但是值得肯定的是,特殊适应假说所引发的论战对 MMN 原理的研究起了极大的推动作用。

大量研究表明,MMN 的原理问题虽然仍没有完全解决。但是记忆痕迹假说和不应期假说仍然可以被认为是解释 MMN 原理的主流理论。

7.1.4.2 影响因素

在记录和提取 MMN 成分时,很多因素都会影响所得到的 MMN 潜伏期与波幅。影响 MMN 的主要因素有:①刺激偏差的大小,偏差刺激比标准刺激的频率偏差增大,则 MMN 潜伏期缩短,波幅增大,持续时程增长。②刺激强度,MMN 与刺激物本身的绝对量无关,仅与偏差刺激和标准刺激的差异量有关。③刺激概率,Näätänen(1992)提出 2% 的偏差刺激要比 10% 的偏差刺激产生的 MMN 大得多。④刺激间隔(ISI),当刺激间隔固定为 1 s、2 s 时,可以产生一个清楚的 MMN,刺激间隔为 4 s、8 s 时却不会产生 MMN;但 6 s、10 s 随机排列的刺激间隔有 MMN 产生。偏差刺激与标准刺激的呈现速度在刺激间隔对 MMN 的影响中或许是重要的。⑤可预见性和注意,对于可预见性对 MMN 是否有显著影响,以往实验并没有得出结论,注意是否参与与MMN 也没有直接的关系。⑥刺激含义,有实验结果显示刺激含义对 MMN是没有影响的。只要刺激之间存在差异,无论这种差异是直接的物理差异还是间接的刺激规律差异,都可以诱发出 MMN。

7.1.5 动作协调障碍前注意相关研究

发展性障碍通常表现为某种认知能力的发展落后,使用 ERP 波形特征作为儿童发展性障碍认知能力诊断和治疗的生物学指标已经在临床上得到了验证。言语感知缺陷是阅读障碍儿童的重要特征,MMN 可以作为阅读障碍儿童的早期筛选指标。邓柯高等(2020)采用被动 Oddball 范式,比较汉语发展性阅读障碍儿童和正常儿童 MMN,结果发现前者在两种偏差条件下 MMN 潜伏期延长、波幅降低。孤独症谱系障碍儿童的 MMN 研究也发现患儿的 MMN 潜伏期显著延长(全琰等,2019)。提示发展性障碍儿童的听觉分辨能力较正常儿童差,可能存在听觉感知障碍。Holeckova 等(2014)对动作协调障碍儿童和正常儿童在被动条件下的听觉注意表现进行了研究和比较,结果发现,动作协调障碍儿童对声刺激之间的微小生理差异的检测能力较低,表明这些儿童存在对两种听觉刺激之间的物理差异的自动检测障碍(Holeckova et al.,2014)。国内花静(2007)使用镜画仪测试,通过计时计数器获得描画时间和出错次数,评价在正常视觉(直视)和视觉扭曲(镜视)的情况下动作协调障碍儿童的视觉——空间能力。结果表明,在无视觉干扰的情况下,动作协调障碍儿童描画轨迹时间长于正常儿童,错误次数多于正常儿童。

7.1.6　问题提出与研究假设

MMN 与感知功能有关,不受注意力指向的影响,反映了脑对感觉信息的自动加工,是人类出生后可记录到的最早存在的 ERP 成分;MMN 不需要被试的主动参与,不受注意影响,与年龄因素无关,可避免心理因素的直接影响。这都有益于研究动作协调障碍儿童的脑信息自动加工。

纵观目前动作协调障碍儿童的 ERP 研究,尽管取得了许多丰硕的成果,但还有许多问题和不足:在感知加工的研究中,视觉加工研究不如听觉加工研究多;动作协调障碍儿童的研究不如阅读困难儿童的研究多;对动作协调障碍儿童分类研究不如聚类研究多。使用 ERP 技术研究动作协调障碍儿童有极大的潜力和优势,它既可以从脑机制加工的层面了解动作协调障碍儿童,又对动作协调障碍儿童的诊断和治疗具有长远的意义。

基于以往研究,本书将对动作协调障碍儿童的脑信息自动加工做进一步探讨,以期为动作协调障碍组儿童的 ERP 相关研究提供实验依据。本书提出如下研究假设。

假设1:动作协调障碍组儿童听觉与视觉 MMN 波幅存在差异。

假设2:动作协调障碍组儿童注意条件视觉 MMN 潜伏期与非注意条件存在差异,注意条件听觉 MMN 潜伏期与非注意存在差异。

假设3:动作协调障碍组儿童与对照组儿童在注意条件下视觉和听觉 MMN 波幅有差异。

假设4:动作协调障碍组儿童与对照组儿童在非注意条件下视觉和听觉 MMN 波幅有差异。

7.2　动作协调障碍儿童视空间信息自动加工的特点研究

7.2.1　研究目的

本实验采用非注意 Oddball 任务,探讨动作协调障碍组和对照组儿童视空间信息自动加工能力行为特点及 ERP 成分——视觉失匹配负波(vMMN)电生理机制特点。

7.2.2　研究假设

如果动作协调障碍儿童前注意存在缺陷,那么我们做如下假设。

假设1:相比于对照组儿童,动作协调障碍组儿童注意任务的反应时延长,正确率降低。

假设2:相比于对照组儿童,动作协调障碍组儿童 vMMN 波幅降低。

7.2.3　研究对象与方法

7.2.3.1　被试

选取某市两所小学 7~10 岁的 760 名学生。首先,向家长发放动作协调障碍问卷(DCDQ),然后,按年龄区间分组施测 M-ABC。问卷得分低于49 分且 M-ABC 分数在 14 分以上为动作协调障碍儿童。问卷得分高于57 分且 M-ABC 分数在 10 分以下为对照组儿童。删除主任务正确率过低的被试,最终纳入分析的动作协调障碍组儿童有 20 名[男 12 名,女 8 名;平均年龄为(9.45±0.83)岁],对照组儿童有 20 名[男 11 名,女 9 名;平均年龄为(9.11±0.91)岁]。所有被试均为右利手,视力正常,均为首次参加电生理学实验。实验前,父母均填写知情同意书,实验结束后给予一定报酬。

7.2.3.2 实验材料

(1)动作协调障碍问卷:中文版动作协调障碍问卷是目前国际上公认的最适用于筛选动作协调障碍的最佳筛查量表,该量表最初是由加拿大学者 Wilson 等人于 2000 年编制,台湾地区曾美惠等人引进并翻译成中文,进而将其引进大陆并多次修订。该问卷共 17 个项目,分 3 类内容:动作的控制和细动作(写作),粗动作(动作计划),一般协调性。

(2)儿童运动评估测试:儿童运动协调能力成套评估工具即 M-ABC 是判定儿童运动能力是否正常的重要标准,是临床和科研中评定动作协调障碍较权威的工具。此量表适用于 3~16 岁群体,分为 3~6 岁、7~10 岁、11~16 岁,儿童按照要求完成手操作灵巧度、球类运动技巧和静/动态平衡能力共 3 类测试。根据完成得分情况评定是否为运动障碍,障碍得分与运动表现呈反比。国内学者对 M-ABC 进行了效度和信度的检验,结果显示该测验的各项指标都达到了运动心理测量学的标准,可以作为评估中国动作协调障碍儿童的工具。

7.2.3.3 实验设计

采用 2(被试类型:动作协调障碍组、对照组)×2(非注意刺激类型:标准、偏差)混合设计。其中被试类型是组间因素,非注意刺激类型是组内因素。

7.2.3.4 实验程序与任务

该研究采用非注意 Oddball 任务,一个主要任务(在中央视野)和一个颜色相关的 Oddball 任务(在中央视野的两侧)被同时呈现在屏幕上。实验开始前在屏幕上呈现指导语并讲解,然后被试进入练习阶段,当被试能又快又好地完成练习时方可进入正式实验。具体实验流程如图 7-1 所示:首先呈现 500 ms 注视点,被试需将注意力集中于屏幕中央的白色注视点处。随后两个同色正方形在中央"+"字两侧同时呈现,时间为 400 ms。这个屏幕之后是一个在 500~700 ms 随机变化的刺激,在此期间,中央"+"字会发生变化,要求被试做按键反应,中央"+"字变大按"F"键,变小按"J"键,最后呈现 500 ms 空屏。本实验一共 400 个试次,做完 150 次休息一会儿,共需约 15 min。实验呈现给一半被试红色方块为标准刺激,一半被试绿色方块为标准刺激,并告知被试左右方块是无关变化,尽量不用注意,可将其忽略。

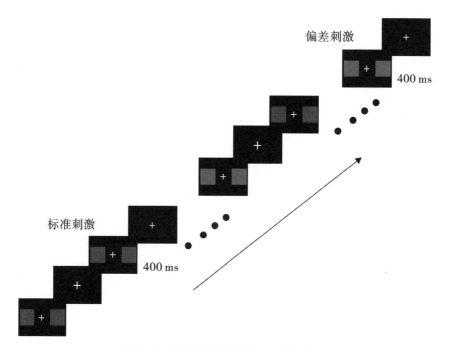

图 7-1 视空间信息自动加工实验流程

实验所有的视觉刺激均在黑色背景下呈现,注意目标是中心白色"+"字,非注意标准刺激是红色正方形,呈现概率为 80%;偏差刺激是绿色正方形,呈现概率为 20%,所有刺激颜色均为标准色。

7.2.3.5 数据统计与分析

采用 SPSS 22.0 对所有数据进行重复测量方差分析;描述性统计(M 与 SD)用于描述所有的结果变量。对行为数据的反应时、正确率进行独立样本

t 检验;对电生理学数据 P 值采用 Greenhouse-Geisser 法矫正。

使用美国 EGI 公司的 ERP 记录系统,采用 64 导放大器和脑电帽记录 EEG 信号,使用 MATLAB 软件进行离线处理。参考电极为全脑平均,滤波带通为 $0.5 \sim 30.0$ Hz,采样率为 500 Hz,头皮电阻小于 50 kΩ。EEG 分段从刺激前 100 ms 到刺激后 400 ms,共 500 ms。基线校正选取刺激前 100 ms。在数据处理过程中采用 ICA 矫正伪迹,对波幅超过 ±100 μV 的分段,在叠加中自动剔除。本研究包含两种刺激条件,即标准刺激和偏差刺激,每种条件下叠加次数均在 60 次以上,根据两类刺激叠加平均的 ERP 波形及以往研究,本研究选取顶枕区 4 个电极点(PO3、PO4、O1、O2)的平均波幅和潜伏期进行分析,比较动作协调障碍组和对照组儿童之间差异是否存在统计学意义,以 $P<0.05$ 为差异有统计学意义。

7.2.4 结果

7.2.4.1 行为结果

当靶刺激大小发生变化时,要求被试在 $500 \sim 700$ ms 内做出按键反应,对动作协调障碍组和对照组儿童的反应时及正确率进行比较。结果显示,动作协调障碍组和对照组儿童的正确率比较,差异有统计学意义($P<0.05$,表 7-1)。

表 7-1　动作协调障碍组和对照组儿童反应时及正确率比较

组别	例数	反应时/ms	正确率
动作协调障碍组	20	413±30	0.75±0.10
对照组	20	409±21	0.84±0.07
t 值		0.463	−3.683
P 值		0.646	0.001

注:表中正确率用小数表示。

7.2.4.2 脑电结果

从图 7-2 ~ 图 7-7 中可以看出,标准刺激和偏差刺激在 200 ms 左右均诱发出明显的负波,主要分布在头皮后部。

(1)动作协调障碍组 vMMN:在 160～260 ms 时段,对动作协调障碍组儿童的枕区 vMMN 的潜伏期进行 2(刺激类型:标准、偏差)×4(电极点:PO3、PO4、O1、O2)重复测量方差分析。结果显示,刺激类型主效应不显著 $[F(1,1)=0.487,P=0.494,\eta^2=0.025]$,电极点主效应不显著 $[F(1,3)=1.954,P=0.131,\eta^2=0.093]$,两因素交互作用不显著 $[F(1,3)=0.172,P=0.915,\eta^2=0.009]$。

在 210～250 ms 时段,对动作协调障碍组儿童的枕区 vMMN 的平均波幅进行 2(刺激类型:标准、偏差)×2(脑区:左、右)两因素重复测量方差分析。结果显示,刺激类型主效应不显著 $[F(1,1)=0.926,P=0.348,\eta^2=0.046]$;脑区主效应显著 $[F(1,1)=27.009,P<0.001,\eta^2=0.587]$,相比于右半球(-6.841 μV),左半球波幅降低(-5.202 μV);两因素交互作用不显著 $[F(1,1)=0.926,P=0.348,\eta^2=0.046]$。

结果见图 7-2 和图 7-3。

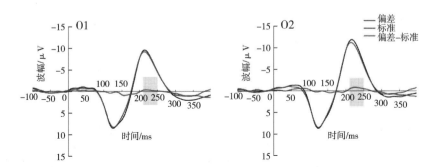

图 7-2　动作协调障碍组儿童的 vMMN 波形图

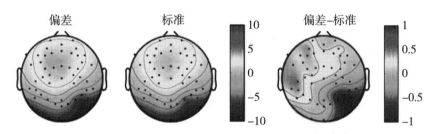

图 7-3　动作协调障碍组儿童的 vMMN 地形图

（2）对照组 vMMN：在 160～260 ms 时段，对对照组被试的枕区 vMMN 的潜伏期进行 2（刺激类型：标准、偏差）×4（电极点：PO3、PO4、O1、O2）重复测量方差分析。结果显示，刺激类型主效应不显著 $[F(1,1)=0.38, P=0.545, \eta^2=0.02]$；电极点主效应边缘显著 $[F(1,3)=2.759, P=0.062, \eta^2=0.127]$，两因素交互作用不显著 $[F(1,3)=0.901, P=0.447, \eta^2=0.045]$。

在 170～210 ms 时段，对对照组被试的枕区 vMMN 的平均波幅进行 2（刺激类型：标准、偏差）×2（脑区：左、右）两因素重复测量方差分析。结果显示，刺激类型主效应不显著 $[F(1,1)=2.588, P=0.124, \eta^2=0.12]$；脑区主效应边缘显著 $[F(1,1)=3.809, P=0.066, \eta^2=0.167]$，相比于右半球（-6.216 μV），左半球波幅降低（-5.055 μV）；两因素交互作用不显著 $[F(1,1)=1.832, P=0.192, \eta^2=0.088]$。

结果见图 7-4 和图 7-5。

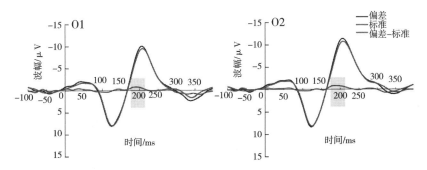

图 7-4　对照组儿童的 vMMN 波形图

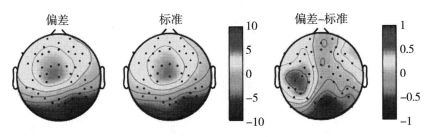

图 7-5　对照组儿童的 vMMN 地形图

（3）两组差异波对比：在 160～260 ms 时段，对两组被试的枕区差异波的潜伏期进行 2（组别：动作协调障碍组、对照组）×4（电极点：PO3、PO4、O1、

O2)重复测量方差分析。结果显示,组别主效应显著[$F_{(1,1)}=4.689,P=0.037,\eta^2=0.11$],相比于对照组(204 ms),动作协调障碍组儿童潜伏期延长(219 ms);电极点主效应显著[$F_{(1,3)}=4.006,P=0.015,\eta^2=0.093$],两因素交互作用不显著[$F_{(1,3)}=1.584,P=0.205,\eta^2=0.04$]。

根据波形图,选取对照组 170~210 ms 时段、动作协调障碍组 210~250 ms时段,对两组被试的枕区差异波的平均波幅进行 2(组别:动作协调障碍组、对照组)×2(脑区:左、右)两因素重复测量方差分析。结果显示,组别主效应不显著[$F_{(1,1)}=0.367,P=0.548,\eta^2=0.010$];脑区主效应显著[$F_{(1,1)}=4.307,P=0.045,\eta^2=0.102$],相比于右半球(-0.620 μV),左半球波幅降低(-0.367 μV);两因素交互作用不显著[$F_{(1,1)}=0.125,P=0.725,\eta^2=0.003$]。

结果见图 7-6 和图 7-7。

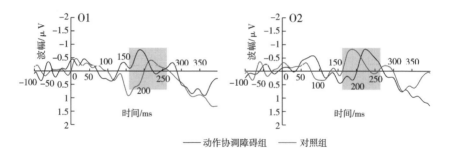

图 7-6　动作协调障碍组和对照组儿童差异波的波形图

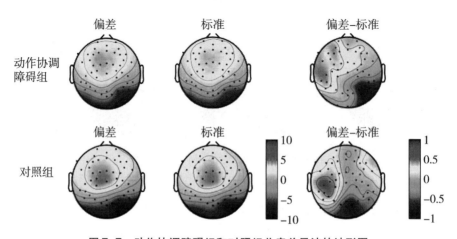

图 7-7　动作协调障碍组和对照组儿童差异波的地形图

7.2.5　讨论

　　本研究采用 ERP 技术,使用非注意 Oddball 范式,探究动作协调障碍儿童的前注意信息加工能力相关的行为及神经活动表现。在本研究中,视野中心的主任务用以吸引被试注意力,视野两侧的 Oddball 刺激与任务不相关,要求被试忽略。行为结果:动作协调障碍组儿童在主任务上的正确率显著低于对照组。脑电结果:在顶枕区视觉偏差刺激诱发了明显的 vMMN,反映了大脑对视觉信息的自动加工过程。本研究还发现,与对照组比较,动作协调障碍组儿童 vMMN 潜伏期显著延长,提示其前注意功能存在缺陷。

　　目前 ERP 与脑磁图(MEG)研究表明,MMN 的脑内源主要分布在颞枕叶及额叶皮质(Rinne et al.,2000)。本研究中的 vMMN 主要分布在头皮后部的顶枕区,这与已有的研究结果类似(Czigler et al.,2007;Flynn et al.,2016;Jack et al.,2017;Berti,2018)。早期研究表明,vMMN 的发生源存在右半球优势;在 Berti 等(2021)的研究中,vMMN 的最高振幅在电极位置 P8 处产生;在 Zhao 和 Li(2006)的研究中,表情相关 MMN 呈现右侧颞枕区优势分布,与本研究结果一致。但是季淑梅等(2013)研究中最大波幅出现在颞枕部 P7、PO7 电极,存在左半球偏侧趋势。研究存在差异的原因可能与实验刺激材料的不同有关,刺激材料的差异可能会导致激活脑区的不同,如 Zhao 等采用真人情绪图片,季淑梅等人采用卡通图片。此外,被试的个体差异(如性别、年龄、文化等)也可能影响实验结果。

　　本实验的结果清楚地证明了 vMMN 的存在,且存在右半球偏侧趋势,但是,本研究没有检测到两组 vMMN 平均波幅之间的差异,没有得到预期假设。前人关于发展性障碍患者 MMN 的研究结果存在分歧。发展性阅读障碍儿童的相关研究发现,在 Oddball 范式下产生的 MMN 波幅显著小于对照组儿童(Näätänen,2001;Plakas et al.,2013)。全琰等(2019)比较了孤独症谱系障碍(ASD)儿童 MMN 的波形特征,发现与对照组比较,ASD 组 MMN 潜伏期显著延长,波幅无差异。结果与文献之间存在差异可能与时间窗和电极位置的选取有关,或者主任务对前注意信息加工也存在一定的影响,参考前人研究,本研究需要进一步比较两组儿童之间的认知差异。

　　动作协调障碍组儿童 vMMN 潜伏期延长,说明动作协调障碍儿童大脑信息加工过程缓慢,对刺激不敏感,大脑整合、认知功能损害,假设得到验证。潜伏期增加与每个相应阶段的低级感知加工相关,作为前注意加工的唯一客观指标,MMN 潜伏期延长,提示动作协调障碍儿童前注意加工存在不足,与前人结果一致。Andrew 等(2021)检查了 6~7 岁动作协调障碍儿童的听觉时间感知,行为证据表明,动作协调障碍组儿童对听觉持续时间和节律的辨别敏感性明显低于对照组儿童。神经证据表明,疑似动作协调障碍(rDCD)的儿童表现出 MMN 和 P3a 潜伏期延迟,证实了 rDCD 儿童在听觉前注意和注意方面存在缺陷。同时,动作协调障碍与特定语言障碍、阅读障碍的共病率高达 30%(Gomez et al.,2015;King Dowling et al.,2015)。鉴于此,猜测它们可能存在共同的发病机制。研究表明,与健康儿童比较,患有阅读障碍的儿童及存在特定语言障碍风险的 2 月龄大婴儿的 MMN 潜伏期因持续时间偏差而延迟(Corbera et al.,2006;Friedrich et al.,2004;邓柯高等,2020)。研究发现,MMN 的潜伏期可以作为评估脑外伤所致精神障碍严重程度的指标,即 MMN 潜伏期越长,提示脑外伤所致精神障碍的症状可能更严重(李豪喆等,2019)。本研究中动作协调障碍组儿童的潜伏期延长,提示其前注意加工缓慢,MMN 的潜伏期或许也可以作为动作协调障碍的临床诊断指标。

　　本研究以带颜色图形为刺激材料,在视觉非注意条件下,诱发出了明显的 vMMN,进一步证明了 vMMN 的存在,同时也发现了动作协调障碍儿童 vMMN 潜伏期延长,表明其前注意加工过程缓慢,注意早期阶段可能存在障碍。

本章彩图

第 8 章
动作协调障碍儿童视空间选择性注意加工的特点

20 世纪 80 年代中期以来,关于选择性注意的研究,已从关注所选信息(目标)的研究转向关注非选信息(分心物)的研究。Tipper 等(1985)首先采用负启动技术研究分心物的加工特点,并提出在目标选择期间,分心物也同时受到加工。这种加工表现为分心物的内部表征受到抑制,即当启动显示中的分心物作为随后的探测显示中的目标时,被试对其反应的时间延长,这种现象称为负启动效应。这种效应是此目标在先前的启动显示中曾充当过被忽略的(受抑制的)分心物而造成的。因此,这种效应也称为分心物抑制效应。随后,研究者在不同的实验材料(如字母、图片、数字、Stroop 色词等)和不同作业(如识别、计数、定位和归类等)上都观察到了负启动效应。因此,负启动效应作为一种实验技术,在选择性注意的研究中得到广泛应用。许多研究表明,特定人群组往往表现出分心物抑制能力(即负启动效应)较小。如老年人的负启动效应小于成人;精神分裂症患者的负启动效应小于正常人;在学生被试中认知失败问卷得分高者的负启动效应小于得分低者,可见负启动效应与一种更普遍的认知功能有关。

8.1 分心抑制研究概述

8.1.1 分心抑制与工作记忆的关系

Hasher 等(1988)通过大量的负启动实验发现,老年人的负启动效应明显比成人小,分心信息抑制加工的效率随身体的老化而下降。据此,Hasher等提出了基于年龄发展的抑制衰退理论,认为抑制机制的衰退是导致整体认知老化的主要原因。随着个体年龄的增长,抑制加工能力逐渐衰退,一些无关信息更容易进入工作记忆中,使其效率降低,容量减少,从而导致整个认知过程的衰退。

目前,关于工作记忆与选择性注意(抑制)的关系存在两种理论。

第一种理论是互动的观点。选择性注意与工作记忆之间的互动关系在很多研究中都得到了证实,金志成和陈彩琦从分心物入手探讨注意选择与工作记忆关系的研究说明,在恒定分心物干扰下,注意选择的分心物习惯化机制能够保护工作记忆的编码、存储不受分心物干扰;而在非恒定分心物干扰下,注意选择则可以通过分心物抑制机制保护工作记忆的编码、存储、加工过程。研究还发现,不仅注意对进入工作记忆的内容进行过滤,同时工作记忆中存留的内容对注意的选择过程也有导向作用。对于工作记忆对注意选择的引导作用,研究者提供了3种不同层次的解释:①工作记忆的内容实际上是激活了长时记忆中该刺激的表征,使这些表征在注意资源的竞争中取胜;②工作记忆中保留的内容使大脑皮质保持兴奋性,因而在注意选择过程中具有优势;③工作记忆内容的激活作用使神经元在刺激消失之后仍保持选择性,因此其对目标刺激的反应更敏感。

神经定位研究结果也证实了选择性注意与工作记忆的互动关系。Fockert等采用fMRI技术结合行为实验研究,对工作记忆和选择性注意的关系进行了探讨。行为实验结果显示,当同时进行注意选择任务(面孔-名字匹配判断)及与该选择任务无关的工作记忆任务(数字记忆)时,高工作记忆负载条件导致被试在注意选择任务中的成绩下降,工作记忆的载荷在注意选择过程中对于干扰刺激的抑制有显著影响。当工作记忆任务与选择注意任务相关时,较大的记忆载荷有利于抑制无关刺激的干扰。fMRI的结果表明,脑后部皮质活动和抑制干扰刺激有关,前额叶皮质的活动和工作记忆负载有关,这两处的皮质活动有明显的交互作用。此结果也支持了Shallice的观点:额叶在注意选择过程中扮演着重要的角色。其他一些神经生理方面的研究也提供了类似的证据。正电子发射体层成像(PET)研究发现,前额叶、运动前区、后顶叶和枕叶皮质参与了工作记忆任务,顶叶和前额叶的活动与视空间工作记忆有关。研究也发现,前额叶和顶叶皮质在控制性注意活动中起着重要的作用。

第二种理论为同功同构观点。该理论认为选择性注意与工作记忆的关系不仅是互动,而且是一种更深层的同功同构的关系。Engle 等认为,工作记忆作为一般流体智力的一个重要成分,就是控制性注意的一种体现。他通过结构方程模型,探讨工作记忆、短时记忆和一般流体智力之间的关系时发现,工作记忆与短时记忆的差异主要体现在中央执行功能和策略使用上,而这两方面都涉及对注意资源的分配和控制。此外,他们还发现,相对于工作记忆容量较小的个体,工作记忆容量较大者的抑制效率较高。因此他们认为,工作记忆能力的差异实际上反映了控制性注意的差异。随后,Kane 等则以视觉搜索为实验范式,在两种实验条件(无附加任务和有附加任务)下,对工作记忆容量大和工作记忆容量小的两类被试进行了比较,证实两类被试的工作记忆差异的确是由注意控制能力的差异导致的。工作记忆容量大的被试能够较好地进行注意分配,而工作记忆容量小的个体则不能有效地进行注意控制。该理论的支持者进一步认为,工作记忆的存储成分和操作成分之间的相互作用是由注意控制能力作为中介的。注意所选择的元素(注意焦点)即当前正在被加工的元素。Conwan 提出了一个包含两种不同特性记忆成分的模型来说明注意的选择作用。其中包括长时记忆中被激活的表征和被注意选择的表征,前者是不受资源限制影响的,而注意焦点中的表征受到资源有限性影响,即只有有限数量的表征能够进入注意中心。

分心抑制与工作记忆的关系问题是当前认知心理学界关注的热点问题之一。在分心抑制研究中,通常用工作记忆容量来探讨抑制机制的发展差异与个体差异。抑制机制可以把工作记忆的内容限定于与任务有关的信息,抑制效率降低就会使更多无关信息进入工作记忆,从而干扰对目标信息的加工。对年轻人而言,较高的分心抑制能力能有效地阻止无关信息进入工作记忆;而对老年人而言,衰退了的抑制能力难以阻止更多的无关信息进入工作记忆,从而影响其认知操作的效率。抑制效率降低会导致无关信息进入并保持在工作记忆中,从而侵占有限的工作记忆空间。Conway 等通过研究发现,工作记忆容量不同的被试抑制分心信息的能力也会不同,低工作记忆容量的人不能有效压抑分心信息的激活,从而更易受到干扰,个体的工作记忆容量与其抑制能力有关。

Hasher 等在大量实验研究的基础上得出了有关分心抑制与工作记忆的关系随年龄发展的抑制控制假说。该假说认为,跟年龄相关的认知能力与个体的注意过程中控制分心干扰能力直接相关,高认知能力是由于个体具有较高的控制无关信息的抑制机制,而低认知能力是由于个体具有相对较弱的控制无关信息的能力,这些认知能力集中表现在工作记忆的广度、阅读能力等多个方面。这一假说进一步认为,工作记忆随年龄增长不断下降的趋势是由抑制能力随年龄增长不断下降导致的,而不是由记忆容量本身的下降导致的。

有鉴于工作记忆成绩与抑制机制的密切关系,一些研究特殊人群的学者也提出了与抑制机制类似的假设,他们认为弱化的抑制机制至少是部分人群出现认知功能损害的原因,如老年人、精神分裂症患者和阅读困难患者等。这些研究者运用负启动任务来测量特殊人群的注意加工,将负启动的抑制缺陷与更全面的行为结果联系起来。研究结果印证了前面的预测:在某些人群中(如阅读困难儿童、老年人和精神分裂症患者)负启动确有减少。

正是基于这种观点,Hasher 等(2000)对于阅读困难儿童与正常儿童在工作记忆任务比较中出现的成绩差异,提出了一种不同于工作记忆容量大小的观点——抑制能力假说。该假说认为,阅读困难儿童的工作记忆缺陷不是由于他们的工作记忆容量更小,而可能是因为注意的抑制控制不足。抑制机制调节工作记忆的内容是通过 3 种方式进行的:特定通达、删除和限制功能。相应地,如果这些功能出现了问题,那么在后面的工作记忆任务中的回忆将出现错误。这一理论对工作记忆缺陷的解释程度到底如何,有待于通过实验加以验证,这也是本实验的研究目的所在。

抑制研究的经典范式是 Stroop 实验,实验中,要求被试对不一致的(绿色的"红")、一致的(红色的"红")和中性的(红色的"XXX")颜色词做出颜色判断,会发现判断不一致刺激的颜色要比判断一致或中性刺激的颜色需要的时间长,或者错误率高。这种不一致与中性条件的差异被称为冲突效应;而一致条件比中性条件需要的反应时要少,或错误率低,则被称为易化效应。总之,词义信息对颜色加工所产生的干扰现象被统称为 Stroop 效应;相反,颜色信息对词义加工所产生的相对较弱的干扰现象被称为反转的 Stroop 效应。

8.1.2　分心抑制机制

在现代认知心理学领域,选择性注意一直都位于信息加工理论的核心位置。传统的认知理论只集中讨论两个方面的因素:知识积累和信息的激活,较少提及抑制加工。随着近些年认知心理学的发展,研究者越来越清晰地发觉,抑制机制与兴奋机制在选择性注意过程中起着同等重要的作用。抑制成为选择性注意的另一个重要机制。选择性注意不但包含目标信息的激活,还包括对分心信息的主动抑制。抑制是主体一种主动的压抑过程,把与任务不相关的信息从工作记忆中阻挡出去,使其在总体上无法损害信息加工的过程。Hasher 等指出,选择性注意的抑制机制对人类的记忆、言语和理解等众多行为都起着非常重要的作用。正如 Tipper 所言,对有关信息的成功选择也同样需要对无关信息的抑制,正是这样分心抑制的研究近来得到了心理学界的普遍关注。

由于分心抑制是一种无意识的内部加工过程,很难去直接测量,因此很久以来都没有被研究者重视起来,负启动效应的发现,为这种抑制机制的测量和研究提供了有效的方法。Tipper 等(1985)在相关研究的基础上指出,负启动效应体现了选择性注意中对分心项的抑制。总而言之,对相关信息的成功选择不但需要对目标信息的有效激活,还需要对分心信息的主动抑制。近年来,这一观点不仅得到了一致的认可,而且对目标信息的有效激活与对分心信息的积极抑制成为了判断选择性注意的两大标准。

分心抑制在分类上主要包括特性抑制和位置抑制,在实验中相应地表现为特性负启动和位置负启动。特性负启动一般是要求被试在识别任务中对刺激的颜色、形状、类别等特征的抑制;位置负启动一般是要求被试在定位任务中对刺激所在位置的抑制,这种任务往往要被试对目标刺激的位置而非刺激本身做出反应,测量大多用按键反应来完成。

关于分心抑制的年龄特征,已有研究结果显示,特性抑制有一个随年龄的增长而逐渐减退的趋势,而位置抑制则不易受年龄的影响,Verena 等(2004)研究发现,儿童在 5 岁已经具备了完整的特性抑制能力。

有关分心抑制的位置问题,Connelly 和 Hasher(1993)研究发现,位置抑制和特性抑制在大脑中都有着不同的视觉通路,特性抑制和枕叶到颞叶的腹侧通路有关,主要功能涉及记忆与辨认物体;位置抑制和枕叶到顶叶的背部通路有关,空间能力是顶区的一大功能。同样有研究指出,抑制还和额叶有关系。多数研究显示,分心抑制有两个主要过程:一是目标信息和无关信息的激活;二是无关信息得到抑制。也就是说,在特性负启动中,刺激激活可能发生在颞叶位置,但抑制可能与额叶有关。

行为数据只能解释负启动的表面现象,很难对负启动现象后面的深层加工机制做出说明。近年来,很多研究者都试图从脑神经机制的角度来解释负启动现象,这也正是现在研究的热点。具有时间高分辨率的 ERP 技术在对负启动的认知神经机制的研究上占有独特的优势,有助于了解不同的负启动任务下,反应抑制加工过程的早期成分和反映刺激评价及与记忆相关的晚期成分是否存在 ERP 波形的差异。

有关负启动的 ERP 研究显示,负启动效应的 ERP 指标和成分都会随实验程序和刺激属性的变化而变化,实验材料都会影响负启动效应的 ERP 指标。Kathmann 研究发现,在特性负启动中额中央区的 P200 减弱,在位置负启动中,负启动条件下顶枕区的 P1 ~ N1 波幅减弱,P3 潜伏期延长。

Neill 等最初认为,负启动反映了注意的抑制机制,抑制了分心信息内部的激活。所以说,启动显示的分心项的内部加工与抑制有关,这就影响了探测显示在提取先前在启动显示中被抑制的呈现,加工被削弱,时间会发生延迟。由于此观点被广泛应用,已被多数研究者认可,负启动任务成为测量个体抑制能力的一种常用方法。

目前的研究显示,位置负启动和抑制有关,表现为 P1、N1 波幅的减小,P3 成分的增强。但在特性负启动任务里,尚未在 ERP 数据得出一致的结果,P3 成分也有着很多的说法,P3 波幅的变化反映的是不流畅的加工还是投入的资源量或者是重复效应,现在也没有一个明确的结果。位置和特性负启动由于两个任务之间存在差异,所以有着不同的认知神经机制,位置负启动属于定位任务,要求被试对目标位置做出反应,而特性负启动属于类别任务,要求被试对目标的类别或属性等做出反应。

8.1.3　负启动——选择性注意抑制加工的指标

负启动效应(negative priming effect)是指启动显示中的分心项成为探测显示中的目标项的时候,被试反应时延长或者正确率降低的现象。至今为止,有关负启动的研究在不同实验材料及不同任务中都有了这样的结论:在对汉字、图形、字母、数字等不同实验材料的研究中观察到负启动效应,在利用不同任务的实验研究(如定位、识别、判断类别、异同配对等)中都有抑制的存在(张雅旭等,1998)。如果与启动显示中分心刺激相同或同类的刺激在探测显示中作为目标而相继出现的时候,被试需要更多的加工时间来克服启动显示中对其所产生的抑制,这就会导致更长的反应潜伏期或更多的错误。从 20 世纪 80 年代至今,负启动效应已经作为一种实验技术广泛应用于选择性注意的研究领域。

干扰项抑制观点是负启动产生机制中影响力较大的一种观点。干扰项抑制观点认为对干扰项内部表征的抑制是负启动产生的原因;认为在识别目标的过程中会产生一个内部的模板,模板中包含了帮助区分目标项和干扰项的知觉特征,如颜色、形状、位置之类的,刺激输入之后,会自动引发早期的知觉加工,并与已形成的模板对比,与模板匹配的就会引发"是"的反应,表示激活的反馈,否则引起"否"的反应,表示抑制的反馈,这种抑制作用就使随后对相同表征(探测显示的目标刺激)的重新加工遭到损害,即出现反应的延迟。Tipper 等不但把负启动效应的产生看作信息加工过程存在抑制加工的证据,而且将其看作抑制能力的指标,特殊人群的研究结论均支持该理论假设。

负启动范式是由启动显示和探测显示组成的。首先呈现启动显示,接着是探测显示,每种显示都包括目标刺激和分心刺激,要求被试判断目标项的特征(如位置、类别、颜色和形状等),忽略分心项。实验中包括两种启动条件——负启动条件与控制条件,差异在于在负启动条件下,探测显示的目标项和启动显示的分心项相同或同类时,被试判断探测显示中目标刺激的反应时会由于抑制而延长;在控制条件下,探测显示的目标刺激和启动显示的分心刺激无关。把两种不同实验条件下对探测目标的反应时的差值作为负启动量的指标。

8.1.4 动作协调障碍选择性注意的相关研究

国外大量文献揭示动作协调障碍儿童存在认知功能障碍,研究认为动作协调障碍儿童选择性注意功能受损,与低级知觉功能密切相关,特别是与视空间信息处理机制相关(Wilson et al.,2010)。Asonitou 等(2012,2016)采用信息加工的 PASS(planning attention simultaneous successive)理论,探讨动作协调障碍患儿与非动作协调障碍患儿在特定运动能力和认知能力上的差异,结果发现动作协调障碍儿童在所有运动和认知任务上表现较低,表明动作协调障碍儿童在注意和计划方面受损。Mandich 等(2002)采用典型的Simon 任务研究了动作协调障碍儿童抑制错误手动反应的能力,结果发现动作协调障碍儿童表现出更多的错误,反映了患有动作协调障碍的儿童存在抑制缺陷。Tsai 等(2009)采用视空间注意转移范式探讨动作协调障碍儿童与正常儿童的脑活动机制,发现动作协调障碍儿童表现出较长的反应时间和抑制反应能力的不足,动作协调障碍儿童需要更长的反应时,表现为 N1成分的延迟和更小的 P3 波幅,反映了动作协调障碍儿童有更长的注意定向和注意转移。花静等(2007)探讨了动作协调障碍儿童与正常儿童听觉事件相关电位(ERP)P300,发现运动技能障碍程度与听觉 P300 的波幅呈显著负相关,动作协调障碍组儿童的 P3 波幅明显低于对照组儿童。表明儿童对运动信息的初级加工能力差,导致其运动控制能力缺陷。还有研究通过 fMRI技术发现同时患有动作协调障碍/ADHD 的儿童在初级运动皮质和感觉皮质的反应抑制期间表现出激活减弱,动作协调障碍组儿童会受到各种干扰,无法快速产生抑制错误的反应,存在功能缺陷(Thornton et al.,2018)。

8.1.5 问题提出与研究假设

过去的几十年里,对选择性注意的研究实际上一直是以兴奋机制为核心展开的。然而,近年来的研究发现,抑制机制也是选择性注意的重要组成部分。越来越多的研究表明,选择性注意既包括目标激活,又包括分心抑制,并开始从分心项的特性及其信息加工特点来揭示选择性注意的本质。所以说,抑制的研究还应该受到更多的关注,以往研究多从注意的兴奋角度进行探讨,而较少从注意的抑制角度进行探讨;位置负启动和特性负启动是分离的,在人类的抑制系统中具有不同的视觉通道,是两个相互独立的加工过程,这些在已有研究中已经有所证实(Rosen et al.,1998)。但以往的研究虽有对动作协调障碍个体分心抑制和干扰抑制的相关研究,但并没有把位置抑制和特性抑制分开来研究,而是混淆在一起;ERP 技术便于与传统的行为数据,特别是与反应时很好地配合,进行认知加工过程的研究,具有无创性,可以精确地评价发生在脑内的认知加工活动,但以往的研究多数是从行为学的角度展开的,缺乏对选择性注意中与抑制机制相关的脑机制研究,如 ERP 研究、fMRI 研究。

　　动作协调障碍已经成为教育研究的热点之一,对于动作协调障碍的成因,各方面的研究者都根据自己的研究结果,提出了不同的观点及校正措施。能力缺陷观认为,动作协调障碍是由于动作协调障碍个体在某些心理过程上有缺陷,这些过程参与学习活动并起着重要作用。技能缺陷观认为,动作协调障碍是由于某些特殊的技能存在缺陷,而这些技能可以通过行为训练来弥补。认知心理学介入后认为,动作协调障碍是由于信息的加工过程出现障碍。很多协调障碍儿童由于自身有着一些注意障碍,在课堂的学习过程中无法正确有效地选择有用的信息进行加工,抑制无关信息,从而影响学习效率和学习质量。由此可见,分心抑制能力作用于整个认知加工过程,是学习活动快速有效进行的重要保证,这种积极的抑制能力能够保证与学习任务有关的信息的内在表征被激活的同时,无关信息的内在表征被积极主动地抑制掉,从而避免了无关信息进入工作记忆而干扰或者混淆对有关信息的加工,所以研究动作协调障碍儿童的分心抑制能力为帮助动作协调障碍儿童转变提供了重要的理论依据。已有研究表明,动作协调障碍儿童与正常儿童比较,工作记忆容量存在不足,而这种不足就是由其分心抑制能力的缺陷造成的。本书在此基础上,借助负启动范式探讨动作协调障碍儿童的分心抑制特点。

对分心抑制的研究分为两种:位置抑制和特性抑制,反映在实验中是位置负启动与特性负启动。位置抑制主要是在定位的任务中发现的;特性抑制主要是在识别任务中发现的。近年来,有研究证明,特性负启动和位置负启动在脑内部有着不同的通路。因此,研究分心抑制就要考虑二者可能存在性质上的不同,所以本书以具有一定特征的汉字、英文字母、数字作为材料,采用负启动范式,对动作协调障碍儿童和正常儿童的位置抑制能力、特性抑制能力分别进行实验研究,以探讨动作协调障碍儿童位置抑制、特性抑制的脑机制特点。

ERP 是刺激事件引起的实时脑电波,极高的空间分辨率是 ERP 的主要优势。此外,ERP 便于与传统的行为数据,特别是与反应时很好地配合进行认知加工过程的研究,且具有无创性,可以精确地评价发生在脑内的认知加工活动。与此同时,多导联 ERP 设备的应用很好地解决了其空间分辨率的局限,加上 ERP 研究需要的设备较简单和环境适应性强等优点,使得它的应用范围与日俱增。在心理学方面,ERP 是对知觉、注意、记忆等认知加工和认知功能方面进行研究的有效工具。对分心抑制的 ERP 脑电研究总体上还较少,大多行为实验已经显示动作协调障碍儿童与正常儿童在抑制、记忆等方面有差异,因此利用 ERP 技术的优势对动作协调障碍儿童分心抑制能力的研究,可以更深入地探讨动作协调障碍儿童抑制过程的脑机制及理解动作协调障碍的本质,有利于我们有的放矢地制订干预计划,采取必要的补偿性教育措施。

假设 1:动作协调障碍组儿童与对照组儿童均存在明显的位置负启动效应且两组被试的位置抑制能力存在差异,并体现在脑电活动的差异之上。

假设 2:动作协调障碍组儿童与对照组儿童均存在明显的特性负启动效应且两组被试的特性抑制能力存在差异,并体现在脑电活动的差异之上。

8.2　动作协调障碍儿童视空间选择性注意
加工的特点研究

8.2.1　研究目的

在自动加工的基础上,探讨动作协调障碍组和对照组儿童视空间选择性加工的特点,采用空间搜索范式,进一步探讨两组儿童的视空间选择性注意在反应时、正确率及脑电 P1、N2、P3 成分方面是否有差异。

8.2.2　研究假设

假设 1:随着搜索项增加,动作协调障碍组和对照组儿童的平均反应时均明显增加,动作协调障碍组儿童的平均反应时明显长于对照组。

假设 2:N2 与抑制冲突有关,冲突越大,N2 波幅越大,即动作协调障碍组和对照组儿童在高负荷条件下比低负荷条件下的 N2 波幅更负;动作协调障碍组儿童的 N2 波幅显著小于对照组。

假设 3:P1、P3 是早期和晚期注意资源指标,即动作协调障碍组和对照组儿童在低负荷条件下比高负荷条件下的 P3 波幅更正;动作协调障碍组儿童的 P3 波幅显著小于对照组。

8.2.3　研究对象与方法

8.2.3.1　被试

被试筛选同"3.2 动作协调障碍儿童视空间注意保持的神经机制研究"。确定动作协调障碍组儿童 31 名,对照组儿童 24 名,年龄为 7～10 岁。删除正确率过低(<70%)及脑电信号质量较差的被试,最终纳入分析的动作协调障碍组儿童有 22 名[男 13 名,女 9 名;平均年龄为(9.27±0.83)岁]。对照组儿童有 23 名[男 14 名,女 9 名;平均年龄为(8.96±0.93)岁]。

8.2.3.2　实验材料

同"3.2 动作协调障碍儿童视空间注意保持的神经机制研究"。

8.2.3.3　实验设计

采用2(组别:动作协调障碍组、对照组)×2(负荷类型:低负荷、高负荷)的混合实验设计。其中,被试类型为组间变量,负荷类型为组内变量。

8.2.3.4　实验程序与任务

采用空间搜索范式,所有刺激均呈现在屏幕中央,要求被试在实验过程中一直将注意力集中在屏幕中央。实验流程见图 8-1:首先呈现注视点500 ms;随后呈现刺激搜索任务,在高负荷条件下,视野内的搜索项目数是7、8、9、10 个字母,在低负荷条件下,视野内的搜索项目数是3、4、5、6 个字母。这些字母围成一个大小相同的圆圈,要求被试在字母围成的圆圈里搜索目标字母"T"。目标字母在屏幕左边按"F"键,目标字母在屏幕右边按"J"键,要求被试在1500 ms 内做出反应。最后呈现1000 ms 空屏。正式实验开始前练习 16 次,正式实验共 320 试次,完成 150 次休息一会儿,共需约17 min。

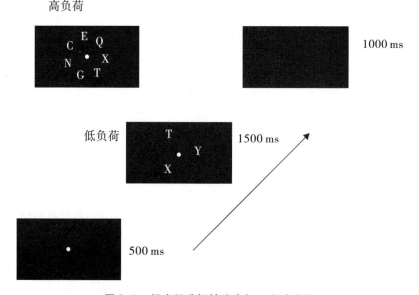

图 8-1　视空间选择性注意加工实验流程

8.2.3.5　数据统计与分析

采用 SPSS 22.0 对所有数据进行重复测量方差分析;描述性统计(M 与 SD)用于描述所有的结果变量。对行为数据的反应时、正确率进行重复测量方差分析;对电生理学数据 P 值采用 Greenhouse-Geisser 法矫正。

使用美国 EGI 公司的 ERP 记录系统,采用 64 导放大器和脑电帽记录 EEG 信号,使用 MATLAB 软件进行离线处理。参考电极为全脑平均,滤波带通为 0.5~30.0 Hz,采样率为 500 Hz,头皮电阻小于 50 kΩ。EEG 分段从刺激前 200 ms 到刺激后 800 ms,共 1000 ms。基线校正选取刺激前 200 ms。在数据处理过程中采用 ICA 矫正伪迹,对波幅超过 ±100 μV 的分段,在叠加中自动剔除。本研究包含两种刺激条件,即高负荷和低负荷,每种条件下叠加次数均在 80 次以上,根据两类刺激叠加平均的 ERP 波形及以往研究,对 P1,本研究选取枕区 O1、O2、Oz 电极点的平均波幅进行分析,时间窗为 70~150 ms;对 N2,选取额区 AFz、Fz、FCz、F1、F2、FC1、FC2 电极点的平均波幅进行分析,时间窗为 260~350 ms;对 P3,选取顶区 Pz、POz、PO3、PO4 电极点的平均波幅进行分析,时间窗为 300~600 ms,比较动作协调障碍组和对照组儿童之间差异是否存在统计学意义,以 $P<0.05$ 为差异有统计学意义。

8.2.4　结果

8.2.4.1　行为结果

剔除反应错误及反应时小于 100 ms 的数据,对两组被试的反应时和准确率进行 2(组别:动作协调障碍组、对照组)×2(负荷:高负荷、低负荷)两因素重复测量方差分析,结果如下。

(1)反应时:对两组被试的反应时进行 2(组别:动作协调障碍组、对照组)×2(负荷:高负荷、低负荷)两因素重复测量方差分析,结果表明,组别主效应显著[$F(1,46)=6.008,P<0.05,\eta^2=0.123$],动作协调障碍组的反应时(884 ms)显著长于对照组(820 ms);负荷的主效应显著[$F=436.011,P<0.001,\eta^2=0.910$],高负荷下的反应时(927 ms)显著长于低负荷(779 ms);负荷与组别的交互作用不显著[$F(1,46)=2.252,P=0.141,\eta^2=0.050$]。

(2)正确率:对两组被试的正确率进行 2(组别:动作协调障碍组、对照组)×2(负荷:高负荷、低负荷)两因素重复测量方差分析,结果表明,组别主效应显著[$F(1,46)=5.047,P<0.05,\eta^2=0.105$],动作协调障碍组的正确率(0.84)显著低于对照组(0.88);负荷的主效应显著[$F(1,46)=148.589,P<0.001,\eta^2=0.776$],高负荷下的正确率(0.79)显著低于低负荷(0.92);负荷与组别的交互作用不显著[$F(1,46)=0.310,P=0.581,\eta^2=0.007$]。

8.2.4.2　脑电结果

(1)低负荷:在 70～150 ms、260～350 ms 和 300～600 ms 时段,分别对两组被试在低负荷下 P1、N2、P3 的平均波幅进行独立样本 t 检验,结果表明,P1 波幅差异不显著($P>0.05$);N2 波幅边缘显著,相比于动作协调障碍组的波幅(-2.43 μV),对照组波幅更负(-3.90 μV);P3 波幅差异显著($P=0.028$),相比于动作协调障碍组的波幅(5.79 μV),对照组波幅更正(9.02 μV),见图 8-2。

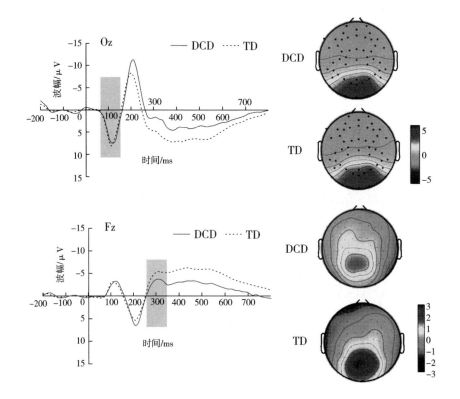

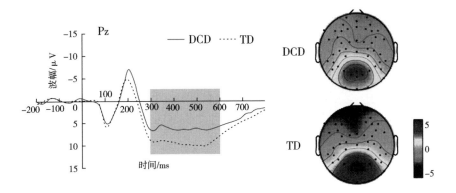

DCD —动作协调障碍组；　TD —对照组。

图 8-2　动作协调障碍组和对照组儿童在低负荷条件下的波形图和地形图

（2）高负荷：在 70～150 ms、260～350 ms 和 300～600 ms 时段，分别对两组被试在高负荷下 P1、N2、P3 的平均波幅进行独立样本 t 检验，结果表明，P1 波幅差异不显著（$P>0.05$）；N2 波幅差异不显著（$P>0.05$）；P3 波幅差异显著（$P=0.044$），相比于动作协调障碍组的波幅（4.94 μV），对照组波幅更正（7.69 μV），见图 8-3。

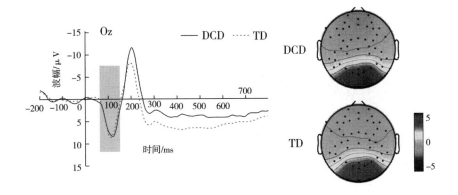

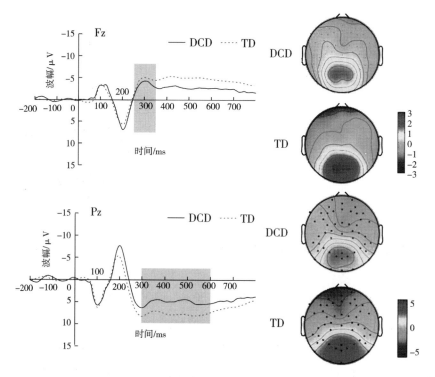

DCD—动作协调障碍组； TD—对照组。

图8-3 动作协调障碍组和对照组儿童在高负荷条件下的波形图和地形图

（3）动作协调障碍组

1）P1（70～150 ms）：在70～150 ms时段，对动作协调障碍组被试平均波幅进行2（负荷：高负荷、低负荷）×3（电极点：O1、O2、Oz）两因素重复测量方差分析，结果表明，负荷的主效应显著（$F=8.862,P=0.007,\eta^2=0.297$），高负荷下的波幅（5.765 μV）显著高于低负荷（4.863 μV）；电极点主效应不显著（$F=0.699,P=0.503,\eta^2=0.032$）；负荷与电极点的交互作用不显著（$F=0.498,P=0.611,\eta^2=0.023$）。

2）N2（260～350 ms）：在260～350 ms时段，对动作协调障碍组被试平均波幅进行2（负荷：高负荷，低负荷）×7（电极点：AFz、Fz、FCz、F1、F2、FC1、FC2）两因素重复测量方差分析，结果表明，负荷的主效应显著（$F=12.064,P=0.002,\eta^2=0.365$），高负荷下的波幅（－3.229 μV）显著高于低负荷（－2.431 μV）；电极点主效应显著（$F=3.252,P=0.038,\eta^2=0.134$），事后检验表明,FCz 的波幅(−3.253 μV)显著高于 FC1(−1.855 μV);负荷与组别的交互作用显著($F=5.457,P=0.002,\eta^2=0.206$),简单效应分析发现,除 AFz 外($P=0.151$),在其他电极点上,高负荷下的波幅均显著大于低负荷 [F2($P=0.027$),FCz($P<0.001$),Fz($P=0.014$),FC1($P=0.002$),F1($P=0.062$),FC2($P<0.001$)]。

3)P3(300~600 ms):在300~600 ms 时段,对动作协调障碍组被试平均波幅进行 2(负荷:高、低)×4(电极点:Pz、POz、PO3、PO4)两因素重复测量方差分析,结果表明,负荷主效应显著($F=4.363,P=0.049,\eta^2=0.172$),高负荷的波幅(4.938 μV)显著低于低负荷(5.795 μV);电极点的主效应不显著($F=2.09,P=0.143,\eta^2=0.091$);负荷与电极点的交互作用显著($F=4.078,P=0.027,\eta^2=0.163$),简单效应分析发现,在 Pz($P=0.007$)和 PO4($P=0.036$)电极上,低负荷的波幅显著大于高负荷。

结果见图 8-4。

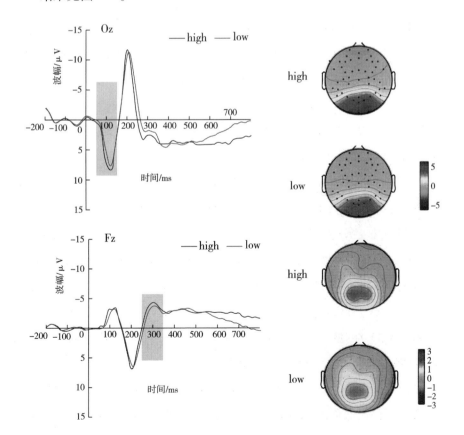

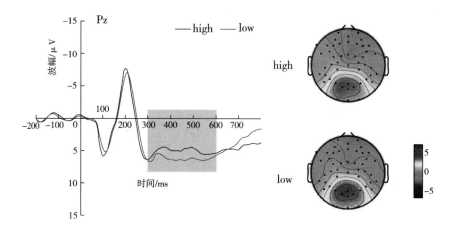

high—高负荷; low—低负荷。

图8-4　动作协调障碍组儿童在高、低负荷条件下的波形图和地形图

（4）对照组

1）P1（70~150 ms）：在70~150 ms时段，对对照组被试平均波幅进行2（负荷：高负荷、低负荷）×3（电极点：O1、O2、Oz）两因素重复测量方差分析，结果表明，负荷的主效应边缘显著（$F=3.371$，$P=0.08$，$\eta^2=0.133$），高负荷下的波幅（5.393 μV）显著高于低负荷（4.941 μV）；电极点主效应不显著（$F=2.044$，$P=0.142$，$\eta^2=0.085$）；负荷与电极点的交互作用不显著（$F=0.54$，$P=0.587$，$\eta^2=0.024$）。

2）N2（260~350 ms）：在260~350 ms时段，对对照组被试平均波幅进行2（负荷：高负荷、低负荷）×7（电极点：AFz、Fz、FCz、F1、F2、FC1、FC2）两因素重复测量方差分析，结果表明，负荷的主效应不显著（$F=0.669$，$P=0.422$，$\eta^2=0.03$）；电极点主效应显著（$F=6.823$，$P=0.002$，$\eta^2=0.237$），事后检验表明，Fz（-4.535 μV）和AFz（-4.790 μV）的波幅显著大于F2（-3.614 μV），FCz（-4.104 μV）、Fz（-4.535 μV）、AFz（-4.790 μV）和F1（-4.558 μV）的波幅显著大于FC2（-2.570 μV）；负荷与组别的交互作用不显著（$F=1.285$，$P=0.288$，$\eta^2=0.055$）。

3）P3（300~600 ms）：在300~600 ms时段，对对照组被试平均波幅进行2（负荷：高负荷、低负荷）×4（电极点：Pz、POz、PO3、PO4）两因素重复测量方差分析,结果表明,负荷主效应显著($F=17.381,P<0.001,\eta^2=0.441$),低负荷的波幅(9.018 μV)显著高于高负荷(7.686 μV);电极点的主效应不显著($F=0.764,P=0.518,\eta^2=0.034$);负荷与电极点的交互作用显著($F=4.024,P=0.028,\eta^2=0.155$),简单效应分析发现,在 PO3($P=0.001$)、Pz($P<0.001$)、POz($P=0.001$)、PO4($P=0.003$)电极上,低负荷的波幅均显著大于高负荷。

　　结果见图 8-5。

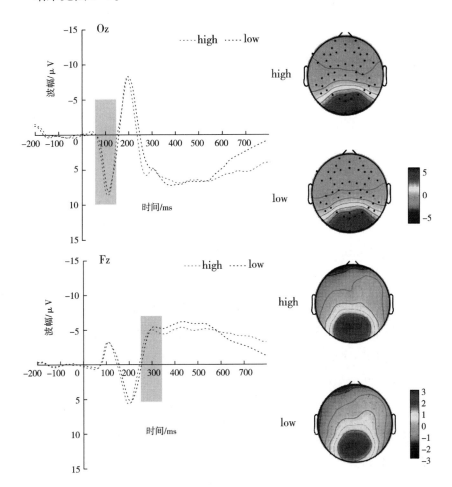

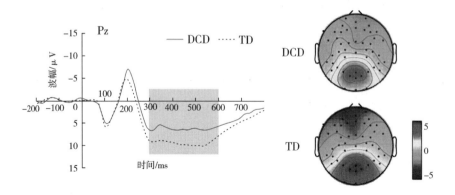

DCD—动作协调障碍组；　TD—对照组。

图8-5　对照组儿童在高、低负荷条件下的波形图和地形图

（5）动作协调障碍组与对照组对比

1）P1（70～150 ms）：在70～150 ms时段，对两组被试O1、O2、Oz平均波幅进行2（组别：动作协调障碍组、对照组）×2（负荷：高负荷、低负荷）两因素重复测量方差分析，结果表明，负荷的主效应显著（$F = 12.128, P = 0.001, \eta^2 = 0.220$），高负荷的波幅（5.579 μV）显著高于低负荷（4.902 μV）；组别主效应不显著（$F = 0.023, P = 0.881, \eta^2 = 0.001$）；负荷与组别的交互作用不显著（$F = 1.337, P = 0.254, \eta^2 = 0.030$）。

2）N2（260～350 ms）：在260～350 ms时段，对两组被试AFz、Fz、FCz、F1、F2、FC1、FC2平均波幅进行2（组别：动作协调障碍组、对照组）×2（负荷：高负荷、低负荷）两因素重复测量方差分析，结果表明，负荷的主效应显著（$F = 10.641, P < 0.05, \eta^2 = 0.198$），高负荷的波幅（-3.637 μV）显著高于低负荷（-3.165 μV）；组别主效应不显著（$F = 2.223, P = 0.143, \eta^2 = 0.049$）；负荷与组别的交互作用显著（$F = 5.078, P = 0.029, \eta^2 = 0.106$），简单效应分析发现，在低负荷条件下，两组差异不显著（$P = 0.070$），动作协调障碍组的波幅（-2.431 μV）显著低于对照组（-3.899 μV）。

3）P3（300～600 ms）：在300～600 ms时段，对两组被试Pz、POz、PO3、PO4点的平均波幅进行2（组别：动作协调障碍组、对照组）×2（负荷：高负荷、低负荷）两因素重复测量方差分析，结果表明，组别主效应显著（$F =$

4.910，$P<0.05$，$\eta^2=0.102$），动作协调障碍组的波幅（5.366 μV）显著低于对照组（8.352 μV）；负荷的主效应显著（$F=17.899$，$P<0.001$，$\eta^2=0.294$），高负荷的波幅（6.312 μV）显著低于低负荷（7.406 μV）；负荷与组别的交互作用不显著（$F=0.842$，$P=0.364$，$\eta^2=0.019$）。

结果见图 8-6。

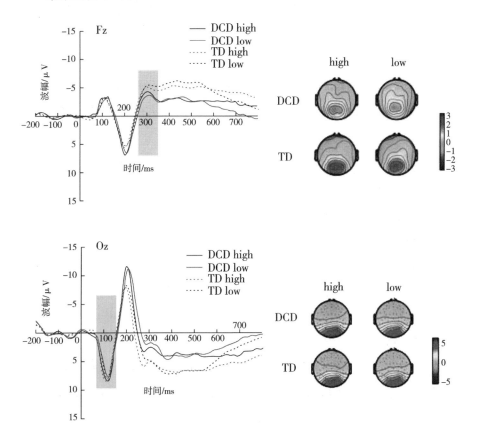

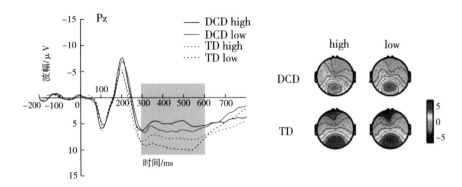

DCD—动作协调障碍组； TD—对照组； high—高负荷； low—低负荷。

图 8-6   动作协调障碍组和对照组儿童在高、低负荷条件下的波形图和地形图

8.2.4.3   ERP

在 400~1200 ms 时段,对两组被试 alpha-ERD 8~15 Hz 的波幅进行
2(组别:动作协调障碍组、对照组)×2(负荷:高负荷、低负荷)×4(电极点:
Pz、PO、PO3、PO4)三因素重复测量方差分析,结果表明,组别主效应不显著
($F=0.314,P=0.578,\eta^2=0.007$);负荷的主效应显著($F=8.946,P=0.005$,
$\eta^2=0.172$),高负荷的波幅($-3.075\ \mu V$)显著高于低负荷($-2.83\ \mu V$);电极点主
效应显著($F=14.855,P<0.001,\eta^2=0.257$),事后检验表明,PO3、POz、PO4
电极点的波幅均高于 Pz($P<0.001$)。负荷与组别的交互作用不显著($F=$
$0.100,P=0.753,\eta^2=0.002$);电极点与组别的交互作用不显著($F=0.473$,
$P=0.701,\eta^2=0.011$);负荷与电极点的交互作用不显著($F=2.121,P=$
$0.101,\eta^2=0.047$);电极点、负荷与组别三者交互作用不显著($F=0.231,P=$
$0.875,\eta^2=0.005$)。

8.2.5   讨论

本研究使用选择性注意研究中常用的视觉搜索范式,探究动作协调障
碍儿童的选择性注意能力相关的行为及神经活动表现特征。行为结果表
明,与对照组儿童比较,动作协调障碍组儿童的反应时显著延长,正确率显
著降低,说明动作协调障碍儿童搜索目标靶刺激的能力落后于正常儿童。
ERP 结果表明,与对照组儿童比较,动作协调障碍组儿童 P3 波幅降低,提示

P3 波幅可能反映了选择性注意能力水平,动作协调障碍儿童在选择性注意任务中表现较差、顶区 P3 波幅降低。本研究还发现,在高负荷条件下,被试的反应时长,正确率低;ERP 结果表现为 P1、N2 波幅增大,P3 波幅降低,表明负荷的增加减少了选择性注意晚期的注意力资源。

在本研究中,动作协调障碍儿童的反应时延长,正确率降低,假设 1 得到验证,反映其在选择性注意能力上存在一定程度的缺陷,与既往研究中动作协调障碍儿童较差的行为表现一致。Sartorid 等(2020)比较动作协调障碍、疑似动作协调障碍(r-DCD)和典型发育期(对照组)儿童的执行功能,结果发现,与对照组比较,两组障碍儿童在视空间工作记忆和认知灵活性方面表现较差,而且动作协调障碍组在 Go-no-go 测试中表现出抑制控制缺陷。Tsai 等(2012)研究表明,动作协调障碍儿童在视空间注意定向任务各个条件下反应明显较慢,并表现出下肢抑制控制能力的缺陷。这些发现可能说明动作协调障碍儿童存在注意障碍,导致他们花更多时间知觉任务中呈现的刺激。

本研究发现,在视觉搜索任务中,动作协调障碍组儿童的 P3 波幅降低,假设 2 得到验证。以往研究提示,P3 波幅与被试对所呈现刺激投入的心理资源量多少有关,波幅越大,投入的心理资源量越多,体现了被试对刺激信息的处理能力。Sachs(2004)认为 P300 的潜伏期可能表明了神经的传递速度或者大脑的效能,而 P300 的波幅可能表明了心理负荷量或者投入任务中的脑力资源的多少。本研究中,动作协调障碍组儿童的 P3 波幅降低,说明动作协调障碍儿童投入的注意资源减少,提示动作协调障碍儿童信息加工能力降低,这与前人研究一致。Tsai 等(2009)采用视空间注意转移范式探讨动作协调障碍儿童与正常儿童的脑活动机制,发现动作协调障碍儿童表现出较长的反应时和抑制反应能力的不足,与较小的 CNV 激活区域一致,表明预期和执行过程不成熟。更长的线索 P3 和更小的目标 P3 表明当遇到目标刺激并需要判断相应的方向和启动运动反应时,动作协调障碍儿童不仅目标识别较慢,而且认知转移速度较低,因为 P3 波幅可能与胼胝体大小、半球间转移速度有关(Hoffman 和 Polich,1999)。Tsai 等(2012)在探讨足球训练对发展协调障碍儿童抑制控制的影响时发现,动作协调障碍儿童在视空间注意定向任务条件下,P3 波幅均小于正常儿童,潜伏期均较正常儿童长,训练后动作协调障碍组在抑制控制强度和 P3 潜伏期方面均有所改善。

能量理论认为,发展性障碍患者的核心缺陷是不能根据任务需要来调节自身的激活状态,而抑制缺陷仅仅是能量缺失的外在表现。Kóbor 等(2014)在 Flanker 任务中,通过改变分心刺激的强度来控制个体的唤醒水平,发现对照组的 N2 波幅随着刺激强度的增加而增大,而注意缺陷多动障碍组被试却未出现增长。不同于 Kóbor 的研究,本研究发现,随着负荷水平的增加,相应地也增大了任务难度,发现动作协调障碍组儿童的 N2 波幅显著增大,而对照组没有显著增长,支持能量理论观点。动作协调障碍组不能随任务难度调节自身能量水平,维持较高的激活状态,从而受到高负荷干扰刺激影响,表现出更大的 N2 波幅。基于短时记忆容量,我们设计了低负荷和高负荷的搜索项目数。前人相关研究并没有统一的标准,如已有研究要求被试在不同数量刺激[4 (Soto et al., 2005)、12 (Arita et al., 2012)、20 (Carlisle 和 Woodman,2011)]中寻找目标客体,试图从搜索序列知觉负载大小来揭示任务难度对非目标记忆表征抑制的影响,结果前者的研究发现非目标记忆表征自动捕获注意,而后两者则发现了被试对非目标记忆表征的注意抑制效应。Tan 等(2015)操纵搜索序列的知觉负载高低,并结合脑电指标即 ERP 指标,发现知觉负荷水平对注意选择的调节发生在早期的知觉加工阶段,反映在 N1 成分上,与知觉负荷理论一致。本研究还发现,虽然两组儿童 N2 波幅的组间差异不显著,但是与对照组比较,动作协调障碍组在低负荷下的 N2 波幅低于对照组,随着负荷增加,这种差异逐渐消失。本研究认为低负荷条件下的分心刺激数量少,字母之间的距离较远,对照组儿童能较好地分配注意资源用以搜索加工目标刺激,同时抑制分心物的干扰;动作协调障碍组儿童的抑制控制受损,难以调节注意资源分配。随着负荷增高,分心刺激增多,逐渐超出了工作记忆容量,对照组儿童的搜索优势消失,从而导致 N2 波幅差异不显著。与王岩峰(2019)的研究结果相同,本研究中枕叶早期 P1 成分没有发现组间差异,这表明动作协调障碍儿童早期注意阶段正常。

本研究通过改变搜索项目数量来操纵知觉负荷,探讨两组儿童在不同负荷水平下的选择性注意能力。与之前的研究(Pratt et al.,2011;Qi et al.,

2014)类似,ERP 指标(N2 和 P3)的变化为负荷理论提供了支持。在 Flanker 任务中,与一致性条件相比,不一致条件诱发了更大的 N2 波幅,这反映了个体的冲突处理(Folstein 和 Petten,2007;Tillman 和 Wiens,2011)。在本研究中,与低负荷条件相比,被试在高负荷条件下表现出更大程度的干扰效应,表现在 N2 波幅增加。先前的研究表明,在 Flanker 任务中,不一致条件的 P3 波幅较小,因为不一致条件难度更大,导致可用于目标加工的认知资源较少,从而产生较小的 P3 波幅(Gonzalezvillar 和 Carrillodelapena,2017)。在本研究中,负荷的增加相应地增加了抑制无关刺激的难度,导致在高负荷条件下 P3 波幅降低。这些 ERP 结果表明,高负荷消耗有限的认知资源,干扰注意,特别是当需要注意过滤无关的分心时。与 Pratt 等的研究结果相反,在本研究中,随着知觉负荷的增加,P1 波幅升高。前人研究负荷对 P1 的影响没有得到一致的结论,如 Pratt 等(2011)、Hua Wei 和 Renlai Zhou(2020)采用双任务范式,探讨了工作记忆负荷对选择性注意的影响,就 P1 波幅得出了不同的结果,可能是 Pratt 和 Hua Wei 在 flanker 任务和工作记忆任务设置时的不同造成的。本研究不同于上述前人研究,采用的是简单的视觉搜索任务而不是双任务,且本研究通过增加视野内分心刺激的数量来增加知觉负荷,与前人研究中双任务设置不同工作记忆负荷类型不同。基于此,本研究认为注意早期阶段,高负荷吸引了更多的注意力资源,故 P1 波幅升高。同时,本研究发现,相比于动作协调障碍组,在低负荷条件下,对照组表现出更负的 N2 和更正的 P3;在高负荷条件下,对照组表现出更正的 P3,表明无论注意负荷高低,动作协调障碍组儿童在信息的控制加工阶段,选择性注意能力受损。

　　综上所述,本研究采用空间搜索任务探讨了动作协调障碍儿童的选择性注意能力,发现动作协调障碍儿童 P3 波幅降低,提示其对干扰刺激的抑制能力不足,选择性注意存在缺陷,支持认知控制理论。

本章彩图

第9章
动作协调障碍儿童注意瞬脱研究

我们的生活中充斥着大量复杂的信息,怎样选择有用的信息并进行有效的认知加工,即选择性注意的加工机制问题是认知心理学研究的重要课题。随着选择性注意研究的不断深入,研究者开始关注注意在客体中的保持时间和加工进程,也就是选择性注意的时间维度。由于受研究方法局限性的影响,以往对注意的研究主要集中在空间维度,很少涉及注意的时间维度。1971 年 Lawrence 等使用快速系列视觉呈现(rapid serial visual presentation,RSVP)范式,探讨大脑加工成串刺激的能力。在屏幕中央呈现了一系列视觉刺激,通过控制刺激呈现时间、加工难度等因素,调查不同条件下被试识别报告目标刺激的正确率,继而确定被试对短时呈现目标的觉察和选择性注意能力。近年来,该技术被广泛应用于注意机制的研究,产生了大量的研究成果。

9.1　注意瞬脱研究概述

9.1.1　注意瞬脱现象

Broadbent 等于 1987 年在多重任务快速系列视觉呈现实验中发现,被试对单词流中前一个单词的准确辨认,使得他们很难辨认出在该词后 400 ms 内呈现的另一个单词。1992 年,Raymond 等根据前人的研究成果,通过扩展实验进一步验证了上述事实。该范式的实验流程及其典型行为结果见

图 9-1。在图 9-1A 中,屏幕中央呈现了一系列包含字母在内的数字刺激,通常每秒呈现 10 个刺激,被试的任务是在这些快速呈现的数字刺激中,辨别出按照先后顺序分别嵌入这些数字刺激中的两个字母刺激,这两个字母即目标刺激,分别记作 T1 和 T2。研究者主要探讨被试在正确识别 T1 的前提下,对 T2 的识别正确率,标记为"T2/T1",T2 相对于 T1 的位置,记作 Lag,即如果 T1 和 T2 之间没有分心刺激,那么 T2 也被记作 Lag-1,有一个分心刺激记作 Lag-2,以此类推。图 9-1B 显示,被试通常对 T1 辨识保持较高的正确率,但是在 T1 呈现后的 200 ~ 500 ms 的时间内,在正确辨识 T1 的前提下,再识别出 T2 的正确率显著低于识别出 T1 的正确率。在这个时间之外,T2/T1 的正确率和对 T1 识别的正确率没有显著的差异。Raymond 等将这种目标后刺激识别缺失的注意现象称为注意瞬脱(attentional blink,AB)。注意瞬脱的产生必须具备两个条件:一是被试必须同时报告目标刺激和探测刺激,仅报告目标刺激或探测刺激中的某一个,不产生瞬脱现象;二是必须有干扰刺激。

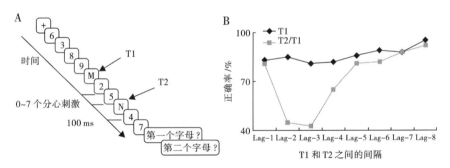

图 9-1　快速序列视觉呈现范式的实验流程(A)及其典型行为结果(B)

自 Raymond 等的研究后,美国、英国、意大利等国的 20 多个研究小组相继报道了他们的研究成果,一致发现视觉通道存在注意瞬脱现象。部分实验已经证实,在听觉通道和交叉通道上也存在注意瞬脱现象,但在什么时候及在哪里发生等问题上尚没有统一的认识,对通道内的注意瞬脱现象与通道间的注意瞬脱现象是否有着相同位置,通道内的容量限制和中枢容量限制是否独立存在,上述问题尚需进一步探索。

9.1.2   注意瞬脱的经典理论

9.1.2.1   两阶段模型

Potter 和 Chun 认为,快速系列视觉呈现刺激流中的目标刺激经历两个加工阶段:第一阶段属于感觉登记,该阶段加工容量较大,T1 和 T2 两个目标刺激被迅速进行特征(如颜色等)登记,在这个阶段都得到了加工,T1 和 T2 的辨别结果暂时储存在概念性短时记忆中,该阶段刺激的表征极易衰退;第二阶段是短时记忆巩固过程,巩固阶段一次只能巩固一个目标,只有得到巩固的目标才能进入工作记忆达到可报告状态。此阶段是容量有限的瓶颈式加工,T2 等待对 T1 的巩固完成之后才能得到巩固,只要这个瓶颈被 T1 占用,T2 的表征处于易变和易受干扰的状态。当 T1 和 T2 间隔时间较短时,T2 呈现时,T1 仍处于加工阶段,这样导致 T2 的加工延迟,T2 在第一阶段建立的表征要么自行衰退,要么被刺激流中其他刺激消除或替代,从而出现注意瞬脱;当 T1 和 T2 间隔时间延长时,加工瓶颈处于空闲状态,T2 在第一阶段建立的表征就能顺利进入工作记忆进行加工,注意瞬脱消失。从加工阶段解释注意瞬脱现象,使该模型显得简单明了。然而,注意瞬脱的原因是痕迹消退或干扰,两阶段模型似乎倾向于前者,但仍然不能排除干扰的影响。

9.1.2.2   心理不应期理论

在心理不应期研究范式中,改变第 1 和第 2 个刺激之间的时间间隔(SOA)并要求被试尽快对两个刺激做反应。结果发现,与仅要求对第 2 个刺激做反应的控制条件比较,当 SOA 很长时,对第 2 个刺激的平均反应时无显著延长;当 SOA 很短时,对第 2 个刺激的平均反应时呈线性增长。这些结果提示,心理不应期与注意瞬脱存在共同点。用研究心理不应期的方法研究注意瞬脱时(即每个目标刺激呈现后均要迅速做反应),T1 的反应时可预测 T2 的正确报告率,且反应选择因素(如简单或迫选)可调节注意瞬脱的程度。因此,Jolicoeur 等认为,注意瞬脱的发生与心理不应期一样,是因为在较晚的反应选择阶段存在加工瓶颈。不难看出,两阶段模型和心理不应期理论都是利用短时记忆或工作记忆的资源有限性来解释瞬脱现象,中枢处理器在某时刻一次只能加工一个刺激,如果中枢忙于加工前面的刺激,后面刺激的加工就会被延迟。

9.1.2.3　注意滞留模型

注意滞留模型也认为,快速系列视觉呈现流中目标刺激的加工需经历容量不同的两个阶段,但此模型中容量有限的概念与两阶段模型不同,它是指注意资源的有限,每个刺激都要竞争有限的注意资源,在 T1 第二阶段的加工完成前呈现 T2 时,T2 第二阶段的加工得到的注意资源减少,因而出现注意瞬脱;而两阶段模型的容量有限是指加工容量的有限,一次只能加工一个刺激。

9.1.2.4　干扰模型

Shapiro 等认为,快速系列视觉呈现流中只有少数与 T1、T2 预置模板相匹配或在时间上与 T1、T2 邻近的刺激(T1、T1+1、T2、T2+1)才可进入视觉短时记忆,并根据其与 T1 或 T2 预置模板匹配的程度、进入顺序、用于加工该刺激的注意资源的多少等因素被赋予权重。T1 项由于与模板相似程度高、进入较早、被提供的注意资源充足而拥有较高权重。T1、T2 间隔时间长时,由于 T1 和 T1+1 项已被转移至另一个记忆系统或权重已衰退,因此 T2 也得到类似强度的权重,快速系列视觉呈现流呈现结束后,T2 易被提取出来;T1 和 T2 间隔时间短时,用于加工 T2 的剩余注意资源较少,T2 的权重减小,故不易被提取出来。可见,注意滞留和干扰模型认为,有限的注意资源分配给了前面的目标刺激,注意资源耗竭是注意瞬脱的主要原因。

9.1.3　注意瞬脱中 Lag-1 节省现象及其理论解释

早期注意瞬脱研究发现,当 T2 紧接着 T1 后(Lag-1 位置)出现,两者时间间隔为 100 ms 左右时,注意瞬脱现象显著降低或消失,Potter 等(1998)将这种现象命名为 Lag-1 节省现象。其更好地揭示了注意的时间有限性。Visser、Bischof 和 DiLollo(1999)还对 Lag-1 节省现象做出了操作性定义:T2 在 Lag-1 位置的正确率比正确率最低的位置(通常是 Lag-2 ~ Lag-4)高出 5%,这一比例成为后来研究 Lag-1 节省现象的量化指标。长期以来,Lag-1 节省现象并未引起研究者更多的关注。近年来,Martens 和 Wyble(2010)将其看作注意瞬脱中最重要的现象,并成为一个研究热点问题。很显然,

Lag-1节省现象尽管是注意瞬脱研究范式中的特殊现象,但其涉及短时注意连续加工、注意分配及注意系统重建等选择性注意的最基本问题。近年来,研究者围绕 Lag-1 节省现象提出了一系列理论,重新梳理注意瞬脱理论有助于进一步探讨注意加工机制的本质。

9.1.3.1 关门迟缓假说

关门迟缓假说(the sluggish-gate idea)最早由 Shapiro 和 Raymond(1994)及 Chun 和 Potte(1995)提出。该理论认为,在加工 T1 表征时注意门径(attentional gate)开启,T1 得到迅速加工,而门径的关闭却有所迟缓,因此,紧接着 T1 的刺激(Lag-1)便能够"溜进"注意门径中,得到足够的注意资源,两个目标刺激共同得到加工,并整合在同一个注意单元。由于整合的加工过程使有限的注意资源发生超载,两个目标刺激会有顺序损耗(cost),发生顺序混淆,这也是实证研究中验证关门延缓假设的重要指标之一。注意门径和注意单元是关门迟缓假说强调的两个关键概念。注意门径的开启和迟缓关闭都强调时间维度的接近,即无论是分心物还是目标刺激,在注意门径开启时,都与 T1 进入相同的注意门径。为了控制加工过多的刺激,需要过滤器来筛选与目标刺激特征不同的刺激。不同速度的刺激流会影响被试的主观期待,由此改变注意门径的时间长短。注意单元强调的是加工过程的重叠(overlap),即在同一时间加工不同的刺激特征。

作为早期注意瞬脱理论的辅助性假设,关门迟缓假说强调了短时注意连续加工的时程包容性,这种思想为后来的理论提供了基础,许多后续发展的理论在解释 Lag-1 节省现象时,多采用关门迟缓假说所强调的时间窗口和注意单元的概念,这也体现了多数模型重视注意资源容量分配的观点。关门迟缓假说是早期资源有限理论的代表,用简单清晰的概念对大量复杂的短时注意连续加工现象进行了解释,理论本身具有广泛性和普遍性。然而,由于 Lag-1 节省现象仅针对较短注意时程(约 100 ms)内的加工,早于注意瞬脱发生的时间(200~500 ms)。因此,众多理论模型并没有给予更深入的解释和关注,如 T2 进入注意门径后的加工过程是否还需要注意资源? 是与 T1 共享注意资源还是所需注意资源减少? T1 和 T2 进入同一个注意单元或客体,两者加工过程是不是独立的? 整合到一个注意单元或客体的过程发生在目标识别的哪个阶段？是特征整合阶段还是进入工作记忆之后呢？怎样合理地解释 T2 的识别率高于 T1 的实验结果？这些问题暴露出关门迟缓假说的概括性和宽泛性，缺乏精细加工过程的解释，直接导致后来发展的很多理论对于注意起始阶段解释得不确定。随着 Lag-1 节省现象研究的兴起，关门迟缓假说不能满足对于短时注意连续加工的深入探讨，许多研究者根据 Lag-1 节省现象提出了更细致、更具有整合性的理论。

9.1.3.2　两阶段竞争模型

Potter 等（2002）在早期两阶段模型（Chun 和 Potter，1995）的基础上，进一步总结以往关于 Lag-1 节省现象的研究，于 2002 年提出了两阶段竞争模型（two-stage competition model）。该模型将注意过程分为两个阶段：第一阶段，每个刺激均进行识别加工，与目标特征匹配的刺激获得注意资源，T2 出现在 Lag-1 位置时，T2 和 T1 均得到识别并获得更多的资源；随着两个目标刺激的时间间隔的增大，T1 由于优先于 T2 出现，因此能够获得更多的资源。第一个阶段很不稳定，两个目标发生资源竞争，竞争中占有优势并得到识别的目标刺激通过注意单元过滤器；第二个阶段是短时记忆阶段，该阶段相对稳定，能够阻碍其他分心物的加工，使进入该阶段的目标得到巩固并报告出来。两阶段竞争模型很好地解释了 T1、T2 连续加工的不平衡性，主张将注意单元过滤器来代替关门延迟假说中的注意单元，更加强调了注意早期加工的选择性，是瓶颈模型的典型代表。由于传统注意瞬脱范式中刺激呈现时间较长（100 ms/项），T1 的识别和巩固跳过第二阶段而得到加工。因此，T2 能够获得更多的注意资源，两个目标刺激都能够进行很好的加工，正确识别率都较高，发生 Lag-1 节省现象。研究者（Potter et al.，2002；Martin 和 Shapiro，2008 等）通常依据 T1 是否得到很好的加工来验证两阶段竞争模型，即 T1 的正确率显著低于控制条件时，说明 T1 的加工受到竞争的损耗，支持竞争模型。

两阶段竞争模型强调目标在进入短时记忆之前的不稳定性和竞争性也得到了部分实证研究结果的支持。Potter 等（2002）在研究中发现，当两个目标刺激的时间间隔为 40 ms 时，出现了注意瞬脱反转现象（reverse effect），即 T2 的正确率显著高于其他位置，而 T1 的正确率却显著低于其他位置，短时程内 T2 在与 T1 的竞争中占有优势。Potter 等(2005)通过控制 T1、T2 的语义相关程度(两个目标为语义相关词或者无关词)及两个目标之间的时间间隔(27 ms、53 ms、107 ms、213 ms)来观察两个目标刺激的启动效应和加工水平。结果发现,只有在时间间隔较短(27 ms)的条件下,T2 对 T1 才有启动效应(即两目标相关时正确率显著高于无关情况),除短时间间隔以外的所有情况下(53 ms、107 ms、213 ms),T1 对 T2 均有启动效应。说明时间间隔较短时 T2 经常比 T1 优先加工,因而对 T1 产生启动效应,其他情况下则是 T1 优先加工,因此对 T2 产生启动效应。该研究加工支持两阶段竞争模型。

两阶段竞争模型认为,竞争发生在早期识别阶段,且依据目标刺激获得的注意资源多少来决定哪个目标刺激能够得到辨认,并进入稳定的巩固阶段。与关门迟缓假说不同,两阶段竞争模型更注重短时注意加工早期的有限性,不但很好地解释了相关的实证研究,而且区别于其他强调后期巩固限制的瓶颈理论。此外,两阶段竞争模型关注目标特征识别的差异程度,对 Lag-1 节省现象的解释具有更强的整合性和精细度。然而,两阶段竞争模型也受到了一些质疑,Visser 等(2003)指出,Potter 等(2002)的实验研究多采用的是非标准 AB 范式,即在屏幕中央同时呈现上下两个刺激流,这不符合 Lag-1 节省现象对于两个目标空间位置一致的产生条件,且由于采用了空间随机化,所得结果可能是空间注意的局限所致,并不能反映短时注意连续加工的实质。Olivers 和 Meeter(2008)也指出,在时间间隔较短的情况下,T1 容易被随后与其相似的 T2 掩蔽,而 T2 后与其相似程度低的分心物掩蔽效果较低,因此可能是不同的掩蔽效果导致两目标间的识别差异,而非资源竞争。此外,两阶段竞争模型不能很好地解释两个目标相似度增加使 Lag-1 节省现象增强的结果(Visser、Davis 和 Ohan,2009),关于 T1 和 T2 优先加工的前提和具体机制并不清晰。

9.1.3.3 暂时性失控理论

按照传统的资源有限性观点,T2 的可利用注意资源会随着与 T1 竞争的增强而减少,应该是一种线性的变化,这与 Lag-1 节省现象引发的 U 形变化趋势不符。因此,资源有限性假设有其局限性。DiLollo 等(2005)将刺激的呈现方式分为一致与不一致两种情况。在一致呈现条件下,目标刺激为随机选取的 3 个连续英文字母(即 RRR);在不一致呈现条件下,中间的字母变为数字或字符(即 RDR,D 代表分心物)。结果发现,在一致呈现条件下的目标刺激均得到较好的识别,出现 Lag-1 节省现象及其延展(spreading),而在不一致呈现条件下则出现了注意瞬脱现象。他们由此提出了暂时性失控理论(temporary loss of control,TLC),认为快速系列视觉呈现加工过程是由特征过滤器进行筛选和剔除分心物的,该过滤器由中央控制系统内源性控制。刺激序列开始时,注意的中央控制系统会适当地控制刺激加工,因此 T1 前的分心物不会使特征过滤器发生外源性改变。在加工 T1 时,中央控制系统进行目标刺激加工与反应执行,失去了对外源刺激的控制,特征过滤器便会由 Lag-1 位置的刺激来决定。如果该刺激与原系统匹配,则会得到进一步的加工,特征过滤器也不会发生改变,产生 Lag-1 节省现象;如果 Lag-1 的刺激与原系统不匹配(即为分心物或掩蔽刺激),则会激活加工系统的外源性改变,使其后与原特征系统匹配的 T2 得不到有效的加工,产生注意瞬脱,直到 T1 完全加工或者内源控制系统重新建构。暂时性失控理论解释了Lag-1节省现象及其发生条件,即 T1 随后的刺激与 T1 的特征相同,特征过滤器没有发生外源性改变,因此 T1 后多个连续目标均可得到识别,其正确率只局限于短时记忆的容量。当两个目标刺激是不同任务特征时,特征过滤器发生改变,便不会发生 Lag-1 节省现象。

　　暂时性失控理论得到了 Kawahara 等(2006)研究结果的支持。他们控制了 T1 和 T2 间是否存在分心物(T1、DT2、T1、T2)及 T3 相对于 T2 的位置(Lag-1、Lag-3、Lag-7)两种变量来探讨分心物对短时注意加工的影响。结果发现,无论 T1 和 T2 之间是否存在分心物,当 T3 紧跟着 T2 后呈现时(Lag-1),正确率均显著高于其他位置(Lag-3、Lag-7),出现 T3 的 Lag-1 节省现象。该结果支持了暂时性失控理论,认为当 T3 与 T2 的注意中央控制系统匹配时便不会发生识别缺失,一旦加入分心物使特征过滤器发生外源性改变,便会造成注意瞬脱现象,该结果也对以往资源有限性假设提出了质疑。

　　暂时性失控理论将 Lag-1 节省现象作为前提假设的立足点和支持性证据,对传统注意资源有限性假设提出了挑战,与以往只强调项目个体性的瓶颈理论和竞争模型相比,理论中的中央控制系统体现了注意系统自上而下加工信息的控制作用,暂时失控可能导致的外源性改变则体现了刺激特征自下而上的能动作用,且对于目标刺激的前后项作用给予更多的探讨和关注,对今后的理论发展起到了较好的铺垫作用。然而,暂时性失控理论自提出之日起,也引发了许多争议。Olivers 和 Meeter(2008)认为,暂时性失控理论的中央控制系统随时间进程的发展并没有对 T2 进行加工,其本质还是资源有限性。但暂时性失控理论对于刺激加工的两种冲突过程(项目和控制系统的匹配及目标识别本身)显然更强调控制系统,即中央控制系统的水平。因此,这种有限性并非资源分配失控所致,而是控制系统的失控所致。

9.1.3.4 推动反弹理论

Sperling(1987)发现,在选择性注意的早期阶段出现自动化且迅速的注意增强现象,而后注意投入缓慢降低,由此可能导致随后刺激的识别缺失。采用不同选择性注意的研究范式也都得到了相似的结果。Olivers 和 Meeter(2008)总结过去的理论与实证研究,合理地解释了以往研究中短时注意增强现象,提出推动反弹理论(boost and bounce theory,简称 BB 理论)。该理论认为,刺激进入视觉系统后进行相应的特征识别,识别过程会受到前后掩蔽项的影响(相似度、难度等);之后进行注意选择的过程,反应门径系统负责选择相关信息、抑制无关信息,根据刺激表征与目标信息的匹配程度及当前刺激的强度进行相关反应,包括兴奋和抑制两种反应环路。兴奋反应环路增强刺激的感知觉特征加工,促使刺激进入工作记忆并报告出来,具有推动效应;抑制反应环路降低刺激的感知觉特征加工,忽略刺激反应,具有反弹效应。两种反应环路均有约 100 ms 左右的延迟。在快速系列视觉呈现范式中,T1 的出现引起了兴奋反应环路,对刺激信息的激活产生强烈的推动效应。如果 T2 呈现在注意系统推动加工的延迟时期,信息激活程度增强,便会出现 Lag-1 节省现象及其延展;如果 T1 后刺激为分心物,由于兴奋反应环路的延迟也得到了推动加工,但分心物进入工作记忆后,系统察觉到错误信息,会引起抑制反应环路,产生强烈的反弹效应,使随后的目标刺激识别缺失,产生注意瞬脱现象。

Olivers 和 Meeter(2008)要求被试在黑色数字中搜索两个红色英文字母

目标,实验条件下,T1 后 1~2 个分心物的颜色变为红色,即带有一部分目标特征。结果发现,当 T1 后紧跟着带有目标特征分心物时,T2 发生注意瞬脱的时间会延后,且随着带有目标特征分心物数量的增加,注意瞬脱发生了时间维度近似平移的延迟。该结果表明,目标特征分心物引发的推动效应产生了延迟,从而改变了目标识别缺失的时间进程,支持了推动反弹理论。Olivers 等(2007)要求被试在数字流中识别字母目标,刺激序列为 T1、DT2、T3。结果显示,虽然 T2 识别率显著下降,发生典型的注意瞬脱现象,但 T3 的正确率却得到了恢复与提高。增加分心物的掩蔽效应(即分心物与目标具有共同知觉特征)后,T3 的恢复效应更显著。这表明发生 AB 的目标刺激同样能够引发 Lag-1 节省现象,即目标刺激虽然识别缺失,但其引发的推动效应发生了延迟,使随后的目标刺激进入工作记忆并报告出来,该结果同样支持了推动反弹理论。

推动反弹理论整合了注意瞬脱与 Lag-1 节省现象,认为两者都是由 T1 及随后项目的兴奋或抑制反应环路延迟决定的,强调 T2 处于推动效应时间进程内的重要性,同时关注注意系统迅速唤醒和反应延时的特点,强调兴奋与抑制加工的灵活性和动力性。另外,该理论认为注意资源容量有限并非短时注意加工的关键因素,目标选择的持续性过程才是引起 Lag-1 节省现象的本质原因,更加强调了注意系统自上而下的控制力,体现了持续性控制的理念。持续性控制的观点得到越来越多的理论(延迟投入假说等)和实证研究的支持,这也反映了一种机械论向能动控制论转化的趋势。然而,推动反弹理论也有许多未解决的问题。首先,在以往的研究中,并不能完全排除资源有限性的影响。在 Olivers 和 Meeter(2008)的延迟注意瞬脱实验中,随着目标特征分心物数量的增加正确率下降,这也反映了一种注意资源的有限性。其次,推动和反弹效应的延迟时程、注意转换的时程等缺乏一定的理论依据,灵活的推动与反弹过程也没能在理论中体现太深,这都是该理论需要发展完善的地方。

9.1.4　Lag-1 节省现象加工机制的主要争论

9.1.4.1　时间决定与位置决定

Raymond 等(1992)得出两个引起注意瞬脱的必要条件:一是 T1 与 T2

之间的时间间隔为 200~500 ms;二是 T1 与 T2 之间要有掩蔽项。前者强调
了时间因素的重要性,后者则强调事件因素的重要性。由此关于注意瞬脱
的理论也可大致分为两种:强调 T1 即时加工的损耗;强调 T1+1 分心物的干
扰。Lag-1 节省现象作为注意瞬脱中的特殊现象,同时综合各种理论假设中
对其的解释,可将其产生的条件也分为两种:一种强调两个目标刺激的时间
间隔(小于 100 ms)的重要性,另一种则强调 T2 位置(T1+1)(事件)的重要
性。随着 Lag-1 节省现象相关理论的不断发展,对这两种产生条件的研究
也得到了丰富(Dux et al.,2009)。

强调 T1 与 T2 时间间隔短暂重要性的理论,多认为对 T1 的编码、巩固、
反应选择使注意早期的加工得到激活或抑制,与 T1 时间间隔较短的刺激也
会因这种反应的延迟而得到不同程度的加工。其中代表性的两种理论是关
门迟缓假说和推动反弹理论。关门迟缓假说认为,在注意门径关闭之前,无
论是分心物还是目标刺激都可以进入,之后再由过滤器按照目标特征进行
筛选。因此,注意窗口内出现的分心物能够得到特征识别,后来发展的许多
注意瞬脱理论模型在解释 Lag-1 节省现象时都采用关门迟缓假说的观点。
推动反弹理论认为在目标刺激引发的推动反应时期,无论是分心物还是目
标刺激都会增强特征信息的激活程度,之后分心物会引发反弹反应,对其后
的刺激造成强烈的抑制,更强调目标选择控制在时间维度上的延迟。

强调 T2 作为 T1+1 位置的重要性的理论,多认为 T1 后分心物是引发注
意瞬脱的原因。因此,当 T1 后刺激不是分心物而是目标时,就会得到很好
的加工。其代表性理论是暂时性失控理论。该理论认为,加工 T1 时中央控
制系统的失控使过滤器受到外源性控制,T1 后的目标得到特征加工后并没
有使过滤器发生外源性的改变,因此能够进入工作记忆并报告出来。随后
许多 AB 模型均关注 T1+1 位置刺激的加工,并发展出许多强调持续性控制
的模型。由于两种产生条件的观点涉及连续性加工的前提及短时注意加工
的理论分派,因此得到了广泛的争论和探讨。就目前的研究来说,时间因素
占主导的观点得到了更多实证与理论的支持(Dux et al.,2009;Martens et al.,
2010),围绕着怎样控制及分离时间与位置两种因素的实证研究还将继续。

9.1.4.2　注意资源有限与注意控制

在解释 Lag-1 节省现象加工机制的上述 4 种理论中,关门迟缓假说和两

阶段竞争理论都强调资源有限性,属于资源有限观点;暂时性失控理论和推动反弹理论都强调注意控制的重要性,淡化注意资源的有限性,属于注意控制观点。

两种观点有共通之处。首先,都从选择性注意的根本机制出发,强调目标刺激选择加工的重要性;其次,都认为在加工目标过程中存在阶段性,无论是注意资源还是注意控制系统,都作用于目标刺激加工选择的阶段,从而影响 Lag-1 节省现象;最后,都关注时间进程的研究,呈现的刺激多为呈现在屏幕中央位置的单独刺激流,在关注目标刺激加工选择时间维度的同时,没有更多地与注意转换、注意焦点、注意捕获等其他影响短时注意加工的现象结合起来,这是其局限所在。两种观点在整合的同时也存在着很大的区别。资源有限假设强调 T1 和 T2 间分心物的加工性及两者占用的注意资源量,是对加工过程整体注意资源局限性的探讨,而注意控制假设则认为 Lag-1节省现象是 T1 和 T2 的目标输入进行的选择控制不变引起的,强调的是目标与分心物在特征(类型)表征上的区分性。

许多研究者试图采用不同的刺激数目及分心物的位置来分离出两种观点的异同。Olivers 等(2007)根据目标刺激的多少和分心物的位置列出了不同的呈现序列。实验要求被试在字母刺激流中识别出数字,每个刺激呈现时间为 75 ms,刺激间隔时间为 25 ms,实验结果排除了猜测概率,从而得到更准确的正确率指标。结果发现,连续呈现 3 个目标刺激(T1、T2、T3)时,T2 和 T3 的正确率均显著高于发生 AB 时的序列(T1、DT2)条件下 T2 的正确率。这说明 T1 后的目标引起的注意持续性控制产生了短时注意的连续加工,而非 T1 注意窗口的迟缓关闭或兴奋环路的延迟,支持注意控制性假说。实验还通过比较分心物前呈现 1 个目标(即 T1、DT2,控制 D 数量变化)和 3 个连续目标(即 T1、T2、T3、DT4,控制分心物数量变化)两种刺激序列的结果,来探讨注意转换、中央控制系统在短时注意加工中的作用。结果发现,3 个连续目标序列时,分心物后的目标刺激(T4)识别率随着分心物前目标刺激(T)的相对位置不同而变化,这说明短时注意加工缺失并非由于分心物和目标的注意转换,而是由 T3 加工完成后的中央控制系统引起的;反过来说,短时注意连续加工是由 T1 加工后的持续性控制系统引起的,进一步证实了注意控制假设。此外,两种呈现序列只在正确率上有差异,而在变化趋势上并无交互作用,这进一步说明了目标刺激加工受到容量的限制(3 个连续目标需要的资源多,正确率低),但并没有改变短时注意加工的变化趋势和时程,注意资源有限性是独立于短时注意加工起作用的,支持注意控制假设。Dell 等(2009)认为,Olivers 的研究忽略了连续性识别标准(within-trial contingency,WTC)(即 T3 的正确率应以 T1 和 T2 正确为前提,而 Olivers 等的研究只以 T1 的正确为前提,没有考虑 T2 的识别正确率)。研究发现,当 T3 正确率不遵循 WTC 时,连续目标刺激序列中,T3 与 T1、T2 正确率没有显著差异,符合注意控制假设;但当 T3 正确率遵循 WTC 时,连续目标刺激的加工不同,T3 正确率显著下降,支持了资源有限假设。Olivers 等(2009)又反驳了上述结果,认为连续目标刺激增加了随后特征不同的分心物的突出性,从而干扰了 T3 的加工,使其正确率下降,不能以此反驳注意控制假设。Kawahara、Enus 和 Di Lollo(2006)则综合了两种观点,实验采用 3 个连续目标刺激(T1、T2、T3),增加 T1 前分心物或 T3 后掩蔽项,并控制它们与目标刺激的相似程度,以此来探讨刺激流中其他项目对目标刺激的影响。结果发现,T1 前分心物降低了 T1 的正确率,且影响程度与相似程度呈正比,证明了在分心物与目标的注意转换中发生的控制系统重建的过程,支持注意控制假设;T3 后掩蔽项则降低了 T3 的正确率,且影响程度与相似程度呈正比,证明了注意系统因资源有限导致目标刺激加工延迟,因此容易受到随后掩蔽项的干扰,支持资源有限假设。该研究表明,在短时注意连续加工的过程中,可能存在影响不同项目的不同机制相互整合,两种观点并非冲突。

资源有限假设认为,整体注意资源容量不变,目标刺激的加工可以类比于连通器,此消彼长。因此,资源有限假设的研究采用的基本思路是:变化一个目标刺激所需的资源容量,即改变注意资源分配方案,之后对比其他目标刺激的加工情况,以此来验证整体目标刺激的资源有限性(Dux et al.,2008;Dell'Acqua et al.,2009)。注意控制假设不否认资源有限性的存在,但认为 AB 及 Lag-1 节省现象的根本原因并非资源有限,刺激流的加工是一种实时迅速的变化过程,只有在记忆容量接近饱和时才会限制更多项目的巩固(Olivers 和 Meeter,2008)。因此,注意控制假设的研究采用的基本思路是:寻找与资源有限假设的矛盾点,如增加目标刺激数量、变化任务难度、在不损耗 T1 的前提下提高 T2 正确率等(Nieuwenstein,2006;Olivers et al.,2005,2006);改变目标与分心物的呈现序列,以此来探讨控制系统的作用机制(Olivers et al.,2007,2009)。就目前的实证研究来看,注意控制假设更具有灵活性、能动性及实时性,并由此发展出了许多理论(Nieuwenstein et al.,2005;Nieuwenstein,2006;Olivers et al.,2008)。未来几年内,两种观点的争论仍将成为研究热点。

9.1.5　注意瞬脱的个体差异与影响因素

9.1.5.1　注意瞬脱的个体差异

在快速系列视觉呈现研究范式中,被试要很好地完成任务就必须将注意首先集中在 T1 上,然后迅速转移注意到 T2 上,可以认为,注意瞬脱反映了个体在时间维度上分配注意和迅速转移注意能力的差异。Engle 等认为,工作记忆从本质上就是一种控制注意的能力,从这个角度来看,不同控制能力的个体注意瞬脱的幅度和长度应该有所不同。李明瑞等(2004)比较了女足运动员和一般女大学生在注意瞬脱上的差异,结果发现,女足运动员的瞬脱期和幅度较小。他们认为,由于女足运动员经过特殊的训练,所以她们控制注意的能力增强,说明控制能力与注意瞬脱存在负相关。依据个体的瞬脱大小,可以把正常人分为注意瞬脱者(blinker)和无注意瞬脱者(non-blinker)两类。研究发现,大约有 5% 的人群是无注意瞬脱者,他们对快速刺激流有很强的辨识能力,并且在巩固目标刺激和排除分心刺激方面要显著优于注意瞬脱者(Marten et al.,2006)。注意瞬脱效应除了在正常人之间存在差别外,在患有神经疾病等特殊群体方面也存在着差异。这种差异在临床中应用的价值也开始受到重视。有关特殊群体的研究,Mathis 等(2012)研究发现,精神分裂症患者、孤独症患者(Amirault et al.,2009)、威廉姆斯综合征患者(Lense et al.,2011)和监狱犯人(Baskin-Sommers et al.,2012)等人群在注意瞬脱效应上的表现要比正常人更大。这些群体存在着广泛的注意障碍和执行功能障碍,这使得他们无法拥有像正常人那样的时间注意力。这说明这些疾病对患者在注意的时间方面有着比较大的损害。

影响注意瞬脱个体差异的因素有很多,总结起来大致可分为两类:一类是认知能力的差异,包括工作记忆的过滤效率和对分心刺激的抑制能力;另一类是情绪状态的差异,包括由不同人格特质所影响的情绪状态的差异和意向聚焦差异。

9.1.5.2 导致注意瞬脱个体差异的因素

(1)工作记忆:研究发现,在注意瞬脱窗口内增加记忆负荷会增大注意瞬脱效应,而在窗口之外则没有影响。Colzato 等(2007)证明了工作记忆容量和注意瞬脱之间存在显著的负相关,他们首先使用工作记忆广度任务来测量个体的工作记忆储存成分和加工成分,然后将被试分为工作记忆广度高、低组,最后两组被试完成快速视觉呈现任务。结果发现,高工作记忆广度个体的注意瞬脱效应显著低于低工作记忆广度的个体。他们认为,由于高工作记忆广度个体对信息的加工效率很高,可以在注意瞬脱窗口期内有效地抑制分心刺激的干扰,并且使注意门径的开放时间延长,以便更多信息进入工作记忆中。更重要的是,高工作记忆广度人群可以自由地调整策略,从而使注意瞬脱效应显著减小。

(2)抑制分心刺激的能力:Marois(2008)发现,对分心刺激抑制能力的高低也可以影响个体注意瞬脱效应的大小。对分心刺激的抑制能力可以预测个体在注意瞬脱任务中的行为表现,即拥有更强抑制分心刺激能力的个体表现出更小的注意瞬脱效应。随后,研究者采用以下实验操作来探讨个体对分心刺激的探测和抑制能力对注意瞬脱的影响:①增大分心刺激和目标刺激的物理特征差异;②减小分心刺激的呈现总数的范围。结果发现,对分心刺激的探测和抑制可以有效地预测个体注意瞬脱效应的大小(Zhaoetal,2012)。事实上,对分心刺激的抑制能力也可以用工作记忆的过滤效率来解释。如前所述,如果过滤效率高的个体在分心刺激的抑制及目标刺激选择上的能力更强,那么个体对分心刺激的抑制能力就能有效地预测其注意瞬脱大小。

(3)情绪状态:MacLean 等(2010)研究发现,个体的情绪状态对其在注意瞬脱任务中的表现有很大的影响。他们在做 RSVP 任务之前采用情绪量表来测量个体当时所处的情绪状态,发现处于积极状态的人在 RSVP 任务中对 T2 的识别正确率显著高于处于消极状态的人,即不同的情绪状态会影响个体的注意瞬脱效应。另外,有研究发现个体的焦虑水平也会影响其注意瞬脱效应。在完成注意瞬脱任务时,高焦虑人群要比低焦虑人群对 T2 的识别正确率低,即高焦虑人群的注意瞬脱效应更大。

(4)人格特质:Maclean 和 Arnell(2010)研究发现,人格因素也能影响注意瞬脱的大小。他们首先采用大五人格量表对被试进行测量,然后对被试进行注意瞬脱任务的测试,结果发现,具有高外向性和高开放性的被试,其注意瞬脱效应较小,并且高开放性的被试在整个任务中的正确率比较高。而拥有高神经质和高尽责性的被试注意瞬脱效应则相对较大,并且高尽责性的被试在整个任务中的正确率都比较低。一般来说,高外向性和高开放性的人更多地具有积极的情绪状态,而积极状态的人在认知控制加工中多采用放松的、灵活的方式,所以他们在完成 RSVP 任务时能更好地排除无关刺激的干扰;而高责任心和高神经质的人群则刚好相反,其注意瞬脱效应更大。

(5)意向聚焦:意向聚焦是指对空间的局部或全体的注意倾向,反映了个体认知加工方式的一种偏好。Dale 和 Arnel(2010)首先采用全局/局部任务(global/local task)测量个体的空间意向聚焦倾向,然后再进行注意瞬脱任务的测试。结果发现,对全局有意向聚焦倾向的个体的注意瞬脱效应要比对局部有意向聚焦倾向的个体小。这一结果强有力地说明了个体的认知加工方式会影响其注意瞬脱的大小。另外,对宗教信仰人群进行的研究发现,加尔文教徒的注意瞬脱效应显著大于无神论者的注意瞬脱效应。这或许是因为这些教规会使教徒们在认知任务中形成一系列独特的信息加工模式。一个虔诚的加尔文教徒为了达到教规的要求,往往会严格遵守教规。而教徒通过长期的潜心修行,对教规形成一种特殊偏好,这种加工模式使得教徒们过度集中注意力。所以加尔文教徒要比无神论者的注意瞬脱效应更大(Colzato et al.,2010)。

以上几种因素都能从不同方面影响个体注意瞬脱,这些因素分别是从认知、情绪状态和人格的角度来论述个体注意瞬脱差异,这是研究个体差异的最主要的几个因素。虽然这些因素都对个体注意瞬脱差异有着影响,但是它们在影响个体注意瞬脱差异中所占的比重及它们之间的相互作用如何,目前还没有比较深入的研究。不过比较肯定的是,它们之间存在着紧密的联系,例如,工作记忆中过滤效率高的个体往往具有较强的抑制分心刺激的能力,个体人格特质的差异会影响人们日常生活中看待事物时的情绪状态和意向聚焦,具有外向性和开放性人格特质的被试及经常处于积极情绪状态的被试能强烈地抑制分心刺激的干扰。这可能暗示这些因素之间既是各自独立又是相互影响的。因此,这些造成注意瞬脱个体差异的因素之间的关系,还需要进一步深入研究。

9.1.6   特殊群体注意瞬脱相关研究

注意瞬脱是一种重要的时间维度上的选择性注意。认知控制理论认为,注意瞬脱效应来源于执行控制功能的不足,会受到分心物干扰的影响。国内外学者对发展性阅读障碍和注意缺陷多动障碍(ADHD)的注意瞬脱研究较广泛。刘议泽等(2014)采用经典的注意瞬脱任务,以快速呈现的朗读阿拉伯数字(0~9)的声音刺激流为实验材料进行实验,比较听写障碍儿童和对照组儿童在 T1、T2 不同时间间隔下对 T2 判断的正确率。结果发现,汉语阅读障碍儿童对快速呈现序列中的目标刺激加工并不落后,但是双任务中对 T2 识别的正确率明显低于对照组,且阅读障碍儿童完成注意转换的时间远超过对照组儿童,表明阅读障碍儿童存在听觉注意转换延迟缺损。Visser 等(2004)将患有发展性阅读障碍儿童的注意瞬脱与对照组进行了比较。结果显示,阅读障碍儿童分配注意力到快速连续刺激上的能力发育迟缓。一些研究者在探讨 ADHD 儿童早期视觉加工过程中,发现相比于对照组,动作协调障碍组表现出不同程度的注意瞬脱现象(Groot et al.,2015;Caprile et al.,2013;Ruiz,2013)。同时也有研究指出,ADHD 儿童和对照组儿童不存在注意瞬脱的显著差异(Carr et al.,2010)。研究结果存在差异的原因可能是研究对象在年龄、智力等方面存在差异,或者不同研究采用的研究方法不同。

研究表明,发展性阅读障碍和 ADHD 均存在执行功能障碍。发展性阅读障碍视空间研究发现,动作协调障碍组个体信息整合缓慢,视觉注意转移困难(杨宇等,2019;赵微等,2006)。Barkley 提出的行为抑制理论认为反应抑制缺损是 ADHD 的核心缺陷,正是反应抑制缺损导致其注意缺陷、多动和冲动。以往许多学者通过不同的范式证实了 ADHD 患者的抑制控制缺陷(Oosterlaan et al.,1998;Brocki et al.,2008;杨斌让等,2011;韩煜昉,2019)。

9.1.7　尚待解释的问题

注意瞬脱之所以得到广泛的研究,一方面是因为它主要与注意的时间维度有关,另一方面在于它与意识的神经相关研究有密切的关系。在物理刺激保持不变的情况下,为什么有时候能够报告 T2 而有时候却不能报告 T2?注意瞬脱个体差异的原因是什么?

一般认为,阅读困难在一定程度上反映了控制注意能力的缺陷。Hari 等(1999)发现阅读困难被试的瞬脱期更长,但 Lacroixa 等(2005)却发现阅读困难被试的瞬脱期则比正常人更短,要解释这些不一致的现象还需要进一步的研究。

Giesbrecht 等(2004)研究了自下而上的加工因素对注意瞬脱的影响。他们考察了被试在暗适应和明适应条件下的注意瞬脱,结果发现,在暗适应的情况下被试没有表现出典型的瞬脱现象,只是在明适应的情况下才出现了典型的瞬脱现象。由于暗适应主要影响了视觉加工的早期阶段,他们据此认为,视觉加工的早期阶段在调节注意瞬脱的过程中也发挥着重要作用,但是现有的解释注意瞬脱的模型都没有考虑早期加工的作用。fMRI 研究对报告 T2 和不能报告 T2 的对比分析也发现早期视觉加工区的激活有不一致的激活模式。对于早期加工阶段在瞬脱中的作用仍然没有定论。

如果 T2 紧跟着 T1 出现(T2 在 Lag-1 位置上),两个目标刺激的报告率几乎相同,T2 报告率只有很小的降低,而且被试经常先报告 T2。这说明虽然被试能够加工两个目标刺激,但是被试不能很好地加工目标刺激的顺序。张侃等(2004)利用这个现象研究了序列加工和并行加工的问题。结果发现,如果两个目标之间没有干扰刺激的呈现,那么,被试可以实现对两个目标刺激的并行加工;如果两个目标之间有一个干扰刺激,那么,两个目标只能是序列加工。Kessler 等(2005)研究发现,当两个目标相继呈现时,两个目标的波在左颞顶联合区(left temporal parietal conjunction)混合在一起,但是在额叶和右侧的颞顶区则有不同的峰点。他们认为,左颞顶区可以同时加工两个目标,但是额叶和右侧颞顶区的加工只能是序列加工的。这就提出了一个很重要的问题:怎样从并行加工转换为序列加工?

虽然从表面上看注意瞬脱是关于注意的研究,但是,由于注意和意识的紧密联系,注意瞬脱神经机制的研究与当前意识的神经相关物的研究有着密切关系。从实验范式上看,注意瞬脱的实验范式与意识研究的经典实验范式如双眼竞争范式十分相似,瞬脱期间不能报告的 T2 和能够报告的 T2 之间神经机制的差异也是寻找意识神经相关物的一个研究点。对瞬脱期间 T2 加工的时间过程的研究更是从时间维度上来寻找意识的神经相关,在一定意义上也是对定位相关研究很好的补充。

9.2　动作协调障碍儿童注意瞬脱的实证研究

9.2.1　研究目的

进一步从时间维度探讨动作协调障碍组和对照组儿童选择性加工的特点,采用 RSVP 范式,考察两组儿童注意瞬脱的特点。

9.2.2　研究假设

假设:相比于对照组,动作协调障碍组儿童对 T1、T2 的识别时间较长,正确率较低。

9.2.3　研究对象与方法

9.2.3.1　被试

被试筛选同"3.2 动作协调障碍儿童视空间注意保持的神经机制研究",剔除对 T2 识别率过低的 5 个样本,最终纳入分析的动作协调障碍组儿童有31 名[男 17 名,女 14 名;平均年龄为(9.00±1.00)岁];对照组儿童有 34 名

［男 17 名,女 17 名;平均年龄为(8.88±0.98)岁］。

9.2.3.2　实验材料

同"3.2 动作协调障碍儿童视空间注意保持的神经机制研究"。

9.2.3.3　实验设计与程序

采用 2(被试类型:动作协调障碍组、对照组)×4(Lag,即 T2 位置:Lag-2、Lag-3、Lag-4、Lag-5)混合实验设计。被试类型为组间变量,T2 位置为组内变量。实验呈现通道为视觉,刺激材料为阿拉伯数字(0~9),在白色背景下呈现,干扰材料为数字 1~9,其中目标 T1 为红色数字"1"或"5",其余刺激均为黑色,探测 T2 数字为"0"。实验程序采用 E-prime 2.0 进行编程,程序包括 12 个练习试次,128 个正式试次。正式测试阶段,T1 一直呈现,T2 有一半 trail 呈现,且等概率地随机呈现在 T1 后 4 个位置上。每个试次结束之后,被试可以自己选择休息时间,每个被试大约需要 15 min 完成实验。实验流程见图 9-2。

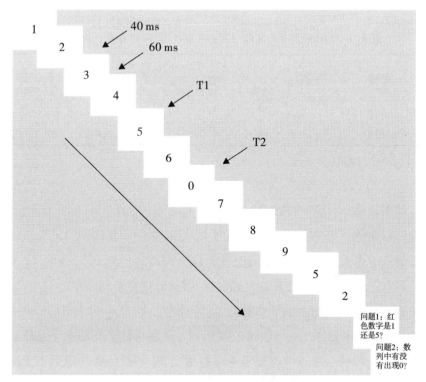

图 9-2　视觉注意瞬脱双任务程序示意

屏幕中央先呈现 1000 ms 注视点,待其消失后呈现一串刺激流,其中目标刺激 T1 始终出现在第 5 个位置,T2 则分别出现在与 T1 相隔 200 ms、300 ms、400 ms、500 ms 的位置,其余位置均以干扰物呈现。每个试次包含 12 个刺激,每个刺激呈现时间为 40 ms,两个刺激之间间隔 60 ms,即 SOA 为 100 ms。实验要求被试尽可能记住刺激流中的 T1、T2,并在刺激流呈现完毕后对目标刺激 T1(1,5)及 T2(0)进行判断,回答两个问题。问题 1:红色数字是 1 还是 5? 是 1 按"F"键,是 5 按"J"键。问题 2:数列中有没有出现 0? 是按"F"键,否按"J"键。要求被试在 4 s 内做出按键反应,4 s 后屏幕将自动呈现下一个试次的实验。

9.2.4   结果

原始数据中有一半并未呈现 T2,故不纳入统计分析。在正确识别 T1 的前提下,以被试类型作为组间变量,T2 位置作为组内变量,对 T2 的识别率进行两因素重复测量方差分析,见表 9-1。

表 9-1   动作协调障碍组和对照组儿童在 T2 不同位置上的识别率

组别	例数	T2 不同位置上的识别率			
		Lag-2	Lag-3	Lag-4	Lag-5
动作协调障碍组	31	0.48±0.26	0.47±0.24	0.47±0.21	0.56±0.23
对照组	34	0.59±0.21	0.60±0.19	0.62±0.21	0.64±0.22

注:表中识别率用小数表示。

结果表明,本研究中被试类型的主效应显著($F=6.335, P<0.05$),动作协调障碍儿童对 T2 的识别率显著低于对照组,表明动作协调障碍儿童的注意瞬脱效应更大;T2 位置的主效应显著($F=3.825, P<0.05$),表明 T2 出现的位置对儿童的正确率有着极大的影响,影响着注意瞬脱现象的发生;事后检验表明,Lag-3 位置的识别率最低,显著低于 Lag-5($P=0.065$),Lag-4 位置的识别率显著低于 Lag-5($P=0.025$);T2 位置与被试类型的交互作用不显著($F=0.704, P=0.517$),说明两组被试在 T2 不同位置的识别率无显著差异。

　　绘制两组被试在 T2 不同位置下的变化曲线,如图 9-3。对照组儿童在 T2 不同位置的识别率均高于动作协调障碍组儿童,随着间隔时间的延长,两组儿童对 T2 的识别率呈现增长趋势。对照组在 Lag-2 位置达到最低点,动作协调障碍组在 Lag-3 位置达到最低点,即注意瞬脱效应最大,且动作协调障碍组儿童表现为更大的注意瞬脱效应。

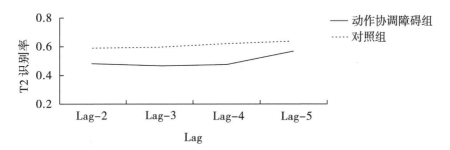

图 9-3　动作协调障碍组和对照组儿童在不同位置对 T2 的识别率

9.2.5　讨论

　　本研究采用 RSVP 范式对动作协调障碍儿童的注意瞬脱进行研究,从时间维度上探讨动作协调障碍组和对照组儿童在选择性注意方面的异同。结果显示,动作协调障碍组($P<0.001$)和对照组($P<0.001$)对目标 T2 的识别率均低于 T1,两组儿童都出现了注意瞬脱现象,反映了人脑在加工快速出现的序列刺激时存在注意盲点。根据注意资源有限理论,目标 T1 占用了过多的注意资源,余下的注意资源不足以识别第二个目标刺激,导致 T2 识别率下降,即注意瞬脱现象出现。

　　对 T2 的识别率,动作协调障碍儿童显著低于正常儿童($P<0.01$),前者的注意瞬脱效应更大,假设得到验证,说明动作协调障碍儿童的抑制能力存在缺陷。在对患有动作协调障碍等特殊群体的注意瞬脱研究中,研究者发现存在个体差异,这种差异在临床中的应用价值也开始受到重视。国内外学者对发展性阅读障碍和 ADHD 注意瞬脱研究较广泛。Visser 等(2004)将患有发展性阅读障碍儿童的注意瞬脱与正常儿童进行了比较,结果与本研究一致,阅读困难儿童表现出更大的注意瞬脱效应,其分配注意力到快速连

续刺激上的能力发育迟缓。一些研究者在探讨 ADHD 早期视觉加工过程中,发现相比于对照组,动作协调障碍组表现出不同程度的注意瞬脱现象(Groot et al.,2015;Caprile et al.,2013;Ruiz et al.,2012)。程浩等(2017)回顾了近 10 年来关于 ADHD 儿童注意瞬脱的研究,虽然研究结论并不一致,但总的来说,ADHD 儿童表现出一种发展的延迟,对分心刺激抑制能力的滞后。

研究表明,动作协调障碍和多种发育障碍(包括 ADHD、特定语言障碍和阅读障碍)存在较高的共病率,这些发育障碍也存在广泛的注意障碍和执行功能障碍。已知在 10 岁以上的儿童中,动作协调障碍与 ADHD 的共病率高达 35% ~50%(Gomez et al.,2015),Barkley 提出的行为抑制理论认为反应抑制缺损是 ADHD 的核心缺陷,正是反应抑制缺损导致其注意缺陷、多动和冲动。以往研究通过不同的范式证实了 ADHD 患者的抑制控制缺陷(Oosterlaan et al.,1998;Brocki et al.,2008;杨斌让等,2011;韩煜昉等,2019)。特定语言障碍和阅读障碍与动作协调障碍的共病率高达 30%(Gomez et al.,2015;King-Dowling et al.,2015),发展性阅读障碍视空间研究发现,动作协调障碍组个体信息整合缓慢,视觉注意转移困难(杨宇等,2019;赵微等,2006)。总之,这表明共同的注意缺陷可能是这些发育障碍的基础,使得他们无法拥有像正常人那样的时间注意力;对快速出现的分心刺激抑制能力降低,说明这些疾病对患者在注意的时间方面有着比较大的损害。

对不同组别和 T2 位置进行重复测量方差分析,结果表明,T2 位置主效应显著,进一步分析表明对照组在 Lag-2 位置达到最低点,动作协调障碍组在 Lag-3 位置达到最低点。表明动作协调障碍儿童的注意瞬脱效应更大且持续时间更长。在注意加工过程中,动作协调障碍组儿童对快速出现的刺激难以精准识别,且难以从当前刺激抽离,表现为注意转移滞后。Donnadieu 等(2015)研究认为 ADHD 患儿时间选择性注意的分配受损是由于发育迟缓而非特定的认知缺陷。本研究比较了 7 ~ 8 岁动作协调障碍组儿童(11 名)和对照组儿童(12 名)识别 T2 的差异,发现对照组儿童的正确率显著高于动作协调障碍组儿童($P = 0.032$),动作协调障碍组儿童在信息加工过程中对干扰刺激的抑制能力减弱,但本研究人数过少,今后的研究需要更多的被试样本进一步分析。本研究还比较了 9 ~ 10 岁动作协调障碍儿童(20 名)和

7～8 岁对照组儿童（12 名）之间的差异，发现两组儿童无显著差异（$P = 0.430$）。但就注意瞬脱现象的持续时间和最低点位置而言，动作协调障碍组儿童依然表现出最低点位置的延迟。不同于 Donnadieu 等人的研究，本研究支持认知控制理论，认为动作协调障碍儿童在选择注意时间分配上的缺损是由于存在认知缺陷，尤其是对干扰刺激的抑制能力不足，而不是发展的延迟。但由于本研究中用于比较的样本量较少，年龄跨度较小，提示未来的研究可增加样本量对动作协调障碍儿童的注意瞬脱现象做进一步纵向追踪研究。

两组被试对 T1 均有较高的识别率，对照组儿童识别率高于动作协调障碍组，但差异并不显著（$P = 0.65$），表明动作协调障碍儿童的知觉加工过程并未落后。在加工 T1 时，被试的注意力集中，注意资源充足，T1 得到了充分加工，从而识别率较高。与本研究不同的是，Carr 等（2010）在研究 ADHD 儿童时发现，双任务时，ADHD 儿童对 T1 的识别率显著低于正常儿童。分析可知，本研究与 Carr 等的实验材料、刺激呈现时间、间隔时间及研究对象均存在一定差异。在其他有关神经障碍患者注意瞬脱的研究中，动作协调障碍组和对照组儿童对 T1 的识别是否存在差异，结论尚不统一（Donnadieu et al.,2017）。未来的研究需采用更加标准的实验范式进行测量，便于不同研究之间的比较和分析。

本实验采用 RSVP 范式，探讨了 7～10 岁动作协调障碍儿童注意瞬脱的特点。研究表明，动作协调障碍儿童具有更大的注意瞬脱效应，对干扰刺激的抑制能力不足，选择性注意存在缺陷，支持认知控制理论，为有针对性地干预动作协调障碍儿童的选择性注意提供了理论依据。

9.2.6　未来研究的展望

（1）动作协调障碍个体从障碍的严重程度到障碍模式上都存在着极大的个体差异性。这就需要鉴别动作协调障碍的亚类型，比较并分析不同类型的运动障碍群体之间的运动和认知差异。

（2）本研究仅从时间方面发现了动作协调障碍儿童脑电成分波幅和潜伏期的差异，没有定位具体脑区异常。今后的研究可以结合 fMRI，进一步探讨动作协调障碍儿童的脑机制。

（3）动作协调障碍儿童注意能力的纵向发展轨迹及其与运动发育的相互作用也有待于未来做更深入的追踪比较研究；同时，性别、智力、环境等因素也可纳入今后的研究，应该全面地了解动作协调障碍与注意的关系，找出何种加工限制特点会影响动作协调障碍患儿视空间注意模式。

本章彩图

结　语

　　动作协调障碍儿童视空间注意的神经机制缺陷,可以根据皮亚杰的认知发展理论来解释。他认为,由遗传所驱动的动作发展和认知能力发展是密不可分的。儿童动作技能的发展是通过探索和了解外界环境而获得的,并导致越来越多的认知结构改变。动作技能的发展会引起认知观念的形成和分化,认知观念的发展反过来又会影响儿童的动作技能、学习成绩和对环境的操控能力。本研究以皮亚杰的认知发展理论为依据,在以往研究的基础上,全面系统地探索动作协调障碍儿童视空间注意的神经机制特点。鉴于视空间注意在个体动作发展中的重要性,研究内容以考察动作协调障碍视空间注意脑信息自动加工(前注意)的神经机制为切入点,进而系统探讨动作协调障碍儿童与正常儿童在视空间注意信息保持、视空间注意范围、视空间注意分配、视空间注意转移和视空间注意选择性的神经机制特点,全面系统地探讨动作协调障碍儿童视空间注意信息加工的神经机制特点。事件相关电位(ERP)是研究上述问题最有效的手段,该方法能够精确记录大脑内信息加工时程的动态变化,有效探讨其信息加工过程的神经机制特点,从而可以从理论上进一步揭示儿童的动作发展与认知神经发展的内在关联。

　　首先,本研究成果有利于阐明儿童的动作与认知神经发展的内在关系。动作是人类重要的基本能力之一,也是个体进行社会实践活动不可缺少的重要工具。儿童早期的动作发展与认知发展密切相关。一方面,个体早期的认知发展是通过动作发展不断建构起来的,伴随儿童的感知运动及动作图式的形成,儿童的认知能力得到快速提升。另一方面,个体认知发展的程度又制约着动作技能的学习。反过来,个体早期的动作障碍影响其认知发展,认知发展迟缓又制约了动作的协调发展。本研究以动作协调障碍儿童视空间注意信息加工的神经机制为切入点,通过探索导致动作发展迟缓的神经机制,揭示儿童的动作发展与认知发展的关系这一重大心理学前沿课题。

　　其次,本研究成果有助于儿童身心和谐发展,能提高处境不利儿童的心理健康水平,促进全民身心和谐发展符合国家政治、经济发展的需要。动作协调障碍是一种与动作技能有关的特殊性发育缺陷,主要表现在动作计划和执行过程中的感觉统合失调,这种障碍不仅会导致儿童动作发育迟缓,影响其认知能力的提高,而且会导致儿童参与社会性活动减少,影响其社会交往能力和社会认知的发展,进而诱发其他心理健康问题。而解决这一问题的关键是探索导致儿童早期动作障碍的神经机制缺陷,进而促进儿童身心健康协调发展。随着认知神经科学的兴起与脑成像技术的发展,研究者从信息加工和认知神经科学的视角探讨造成动作协调障碍的内在原因成为可能。实践上,该领域研究成果能够促进人们对动作协调障碍的本质及规律的认识,有助于人们早期发现和鉴别动作协调障碍儿童,帮助发展性协调障碍儿童提高动作技能、学习成绩和生活质量。因此,本研究符合《"健康中国2030"规划纲要》中提出的"加大对重点儿童心理问题的早期发现,切实提高心理干预能力和水平"的要求。

　　最后,本研究成果有利于动作协调障碍儿童的早期甄别与矫正。与其他发育性障碍(语言障碍、孤独症、抑郁症、阅读障碍和注意缺陷障碍等)比较,动作协调障碍的发病率最高。由于国内外相关研究起步较晚,家长与教师对动作协调障碍的认知与重视程度最低。这种状况导致大量该类儿童被漏诊,直接影响了对此类障碍的早期甄别和干预,而早期识别与干预对动作协调障碍的矫正至关重要。因此,本研究旨在从理论上澄清动作协调障碍与其他发育性障碍之间的关系,促进人们对大脑发育与动作发展之间关系的认识,为动作协调障碍儿童的早期识别、干预与矫正提供科学的理论指导。

参考文献

陈国鹏,金瑜,黄志强,等,1998.《中小学生注意力测验》全国常模制定报告[J].心理科学进展,(5):401-403.

崔娓,戴霄天,林森然,等,2019.上海市学龄前儿童运动协调能力现况[J].中国学校卫生,40(1):20-22.

丁锦宏,潘发达,王玉娟,等,2012.9~13岁小学生注意力对学业成绩的影响[J].交通医学,26(6):569-572.

丁颖,李燕芳,邹雨晨,2015.发展性障碍儿童的脑发育特点及干预[J].心理科学进展,23(8):1398-1408.

段宁,2013.不同情绪启动状态下的注意稳定性对记忆广度的影响[J].太原师范学院学报,12(3):127-130.

段青,宋为群,罗跃嘉,2005.不同范围区域性提示下视觉空间注意的早期ERP研究[J].第四军医大学学报,26(3):276-279.

方环海,王梅,2008.大脑枕叶语言功能的研究进展[J].中国康复理论与实践,14(8):739-741.

高晶晶,王恩国,王岩峰,2019.动作协调障碍儿童的注意范围特点[J].心理学进展,9(5):831-839.

高文斌,罗跃嘉,魏景汉,等,2002.固定位置区域提示下视觉注意范围等级的ERP研究[J].心理学报,34(5):443-448.

管萍,章丽丽,魏艳,等,2019.无锡市学龄前儿童发育性运动协调障碍调查[J].华南预防医学,45(6):533-535.

郭亚恒,2012.学习困难儿童注意保持的特点:来自ERP的证据[D].开封:河南大学.

花静,孟炜,吴擢春,等,2014.苏州城区幼儿园学龄前儿童发育性运动协调障碍的环境影响因素研究[J].中华儿科杂志,52(8):590-595.

花静,吴擢春,古桂雄,等,2012.儿童运动协调能力成套评估工具的应用性研究[J].中华流行病学杂志,33(10):1010-1015.

花静,吴擢春,孟炜,等,2010.儿童发育协调障碍评估工具在我国应用效度的初步分析[J].中国儿童保健杂志,18(7):556-559.

花静,朱庆庆,古桂雄,2007.发育性协调障碍青少年听觉事件相关电位测定[J].中国公共卫生,23(11):1307-1308.

黄敬,俞善纯,包敏,等,2003.慢性低灌注大鼠P300的变化与记忆功能[J].中国临床康复,7(19):2654-2655.

黄楠,2017.发展性动作协调障碍儿童的工作记忆和中央执行功能研究[D].开封:河南大学.

蒋莹,杨玉冰,邢淑芬,2016.体育运动促进儿童学业成就及其作用机制研究进展述评[J].体育学刊,23(5):86-92.

李玲,郑健,刘勇,等,2008.血管性抑郁患者关联性负变的临床研究[J].中国神经精神疾病杂志,34(2):100-102.

李璇,2012.视听相互作用的源定位及皮层网络分析[D].上海:上海交通大学.

梁颖,2019.儿童发育性协调障碍的研究进展[J].中国医刊,54(8):840-843.

凌光明,2001.小学低年级学业不良儿童的有意注意稳定性研究[D].苏州:苏州大学.

刘光亚,谢光荣,2006.抑郁症患者的事件相关电位研究进展[J].国际精神病学杂志,33(1):56-59.

刘立飞,鲁兰,岳虹霓,等,2017.家庭环境与学龄前儿童发育性协调障碍的相关性[J].中国当代儿科杂志,19(9):989-993.

刘卿,杨凤池,张曼华,等,1999.学习困难儿童的注意力品质初探[J].中国心理卫生杂志,(4):220-221.

刘晓,崔焱,杨蕾,等,2012.南京市区学龄前儿童发育性运动协调障碍的发生状况及影响因素研究[J].中国儿童保健杂志,20(12):1074-1076.

鲁兰,王玉美,于建娟,等,2016.学龄前 1700 名儿童发育性协调障碍的调查[J].中国儿童保健杂志,24(4):416-418.

罗斌,2015.选择性注意和工作记忆负荷对冲突加工影响的事件相关电位研究[D].苏州:苏州大学.

罗跃嘉,PARASURAMAN R,2001.早期 ERP 效应与视觉注意空间等级的脑调节机制[J].心理学报,33(5):385-389.

吕静,王家同,赵仑,等,2005.抑郁症患者关联性负变(CNV)实验研究[J].第四军医大学学报,26(10):941-943.

吕志芳,2016.发展性协调障碍儿童的注意品质特点[D].开封:河南大学.

马志国,1989.小学优差生注意稳定性品质的比较研究[J].现代中小学教育,(2):76-78.

孟祥芝,周晓林,2002.发展性协调障碍[J].中国心理卫生杂志,16(8):558-562.

沈抒,2014.儿童发展性协调障碍及其康复评定[J].中国康复医学杂志,29(11):1094-1098.

沈卫星,姜正林,1999.伴随负变化检测方法与临床应用[J].交通医学,13(1):90-91.

宋为群,高原,罗跃嘉,2004.视觉注意的早期等级效应与晚期半球偏侧化效应:来自 ERP 的电生理学证据[J].自然科学进展,14(6):660-664.

宋为群,罗跃嘉,2003.视觉空间注意的早期 ERP 等级效应[J].航天医学与医学工程,16(6):452-454.

苏亭娟,孙玉叶,章景丽,等,2017.扬州市城区学龄前儿童发育性协调障碍的流行病学调查[J].中华疾病控制杂志,21(2):183-186.

孙延超,李秀艳,高卫星,等,2012.珠心算儿童视觉空间注意 ERP 早成分研究[J].中国学校卫生,33(2):185-186,189.

王恩国,2015.发展性协调障碍的神经机制[J].心理发展与教育,31(4):503-509.

王国锋,2007.不同性别内外向人格特质的关联性负变电位研究[D].长沙:湖南师范大学.

王宏伟,2011.注意稳定性对视、听工作记忆广度的影响[D].开封:河南大学.

王岩峰,2019.发展性协调障碍儿童视空间注意转移和注意分配的 ERP 研究[D].开封:河南大学.

魏景汉,范思陆,1991.关于 CNV 是复合波的直接证明[J].心理学报,(1):69-73.

魏景汉,罗跃嘉,2002.认知事件相关脑电位教程[M].北京:经济日报出版社.

肖泽萍,陈兴时,张明岛,等,2003.强迫症、抑郁症及焦虑症患者事件相关电位的比较研究[J].中华精神科杂志,36(2):81-84.

叶奕乾,何存道,梁宁建,2010.普通心理学[M].4 版.上海:华东师范大学出版社.

张窦斐,2013.伴随性负波(CNV)和情绪解脱波(EML)的研究述评[J].社会心理科学,(1):21-23.

张灵聪,周华发,2011.大学生学习自控与学习注意稳定性的相关研究[J].集美大学学报(教师发展研究),12(1):33-38.

张曼华,刘卿,1999.注意力品质对小学生学习成绩的影响[J].健康心理学杂志,(3):335-337.

张明岛,陈兴时,1996.脑诱发电位学[M].上海:上海科技教育出版社.

赵勇,2008.小学低中年级学生注意力水平与学习成绩相关性研究[J].现代教育科学(小学校长),(2):78-79.

郑文,倪育,茅婕,2015.盐城市区 1742 名学龄前儿童发育性协调障碍流行病学调查[J].中国妇幼保健,30(16):2607-2610.

周华发,2010.大学生注意稳定性与学习自控、情绪稳定性的关系研究[D].漳州:漳州师范学院.

周平,宋丽娜,黄微,等,2019.反社会人格高危群体注意保持的关联性负变研究[J].山西医科大学学报,50(3):333-337.

朱庆庆,古桂雄,花静,2015.儿童发育性协调障碍问卷中文版的应用研究[J].中国儿童保健杂志,23(12):1260-1263.

朱盛,蔡兰富,池银归,2012. 发育性运动协调障碍儿童执行功能状况初步研究[J]. 中国现代医生,50(18):161-162.

ADAMS I L J,FERGUSON G D,LUST J M,et al.,2016. Action planning and position sense in children with developmental coordination disorder[J]. Hum Mov Sci,46:196-208.

ADAMS I L J,LUST J M J,WILSON P H,et al.,2014. Compromised motor control in children with DCD:a deficit in the internal model? —A systematic review[J]. Neurosci Biobehav Rev,47:225-244.

ALESI M,GÓMEZ-LÓPEZ M,BIANCO A,2019. Motor differentiation's and cognitive skill in pre-scholar age[J]. Cuadernos de Psicología del Deporte,19(1):50-59.

ALESI M,PECORARO D,PEPI A,2019. Executive functions in kindergarten children at risk for developmental coordination disorder[J]. Eur J Spec Needs Educ,34(3):285-296.

ALLOWAY T P,ARCHIBALD L,2008. Working memory and learning in children with developmental coordination disorder and specific language impairment[J]. J Learn Disabil,41(3):251-262.

ALLOWAY T P,RAJENDRAN G,ARCHIBALD L M D,2009. Working memory in children with developmental disorders[J]. J Learn Disabil,42(4):372-382.

ALLOWAY T P,TEMPLE K J,2007. A comparison of working memory skills and learning in children with developmental coordination disorder and moderate learning difficulties[J]. Appl Cognit Psychol,21(4):473-487.

ALTPETER E,MACKEBEN M,TRAUZETTEL-KLOSINSKI S,2000. The importance of sustained attention for patients with maculopathies[J]. Vision Res,40(10/11/12):1539-1547.

ASONITOU K,KOUTSOUKI D,KOURTESSIS T,et al.,2012. Motor and cognitive performance differences between children with and without developmental coordination disorder (DCD)[J]. Res Dev Disabil,33(4):996-1005.

BAERG S, CAIRNEY J, HAY J, et al., 2011. Evaluating physical activity using accelerometry in children at risk of developmental coordination disorder in the presence of attention deficit hyperactivity disorder [J]. Res Dev Disabil, 32 (4):1343-1350.

BARKLEY R A, 1997. Behavioral inhibition, sustained attention, and executive functions: constructing a unifying theory of ADHD[J]. Psychol Bull, 121 (1): 65-94.

BARRATT E S, 1967. Perceptual-motor performance related to impulsiveness and anxiety[J]. Percept Mot Skills, 25 (2):485-492.

BART O, DANIEL L, DAN O, et al., 2013. Influence of methylphenidate on motor performance and attention in children with developmental coordination disorder and attention deficit hyperactive disorder[J]. Res Dev Disabil, 34 (6):1922-1927.

BENDER S, WEISBROD M, BORNFLETH H, et al., 2005. How do children prepare to react? Imaging maturation of motor preparation and stimulus anticipation by late contingent negative variation[J]. Neuroimage, 27 (4):737-752.

BENDER S, WEISBROD M, RESCH F, et al., 2007. Stereotyped topography of different elevated contingent negative variation components in children with migraine without aura points towards a subcortical dysfunction[J]. Pain, 127 (3): 221-233.

BHOYROO R, HANDS B, STEENBERGEN B, et al., 2020. Examining complexity in grip selection tasks and consequent effects on planning for end-state-comfort in children with developmental coordination disorder: a systematic review and meta-analysis[J]. Child Neuropsychol, 26 (4):534-559.

BHOYROO R, HANDS B, WILMUT K, et al., 2018. Investigating motor planning in children with DCD: evidence from simple and complex grip-selection tasks[J]. Hum Mov Sci, 61:42-51.

BHOYROO R, HANDS B, WILMUT K, et al., 2019. Motor planning with and without motor imagery in children with developmental coordination disorder[J].

Acta Psychol(Amst),199:102902.

BIOTTEAU M,PÉRAN P,VAYSSIÈRE N,et al.,2017. Neural changes associated to procedural learning and automatization process in developmental coordination disorder and/or developmental dyslexia[J]. Eur J Paediatr Neurol,21(2):286-299.

BLANK R,SMITS-ENGELSMAN B,POLATAJKO H,et al.,2012. European Academy for Childhood Disability (EACD):recommendations on the definition,diagnosis and intervention of developmental coordination disorder (long version)[J]. Dev Med Child Neurol,54(1):54-93.

BO J,LEE C M,2013. Motor skill learning in children with developmental coordination disorder[J]. Res Dev Disabil,34(6):2047-2055.

BOKSEM M A S,MEIJMAN T F,LORIST M M,2005. Effects of mental fatigue on attention:an ERP study[J]. Brain Res Cogn Brain Res,25(1):107-116.

BOKSEMM A S,MEIJMAN T F,LORIST M M,2006. Mental fatigue,motivation and action monitoring[J]. Biol Psychol,72(2):123-132.

BREFCZYNSKIJ A,DEYOE E A,1999. A physiological correlate of the 'spotlight' of visual attention[J]. Nat Neurosci,2(4):370-374.

CAÇOLA P,2014. Movement difficulties affect children's learning an overview of developmental coordination disorder (DCD)[J]. Learning Disabilities:A Multidisciplinary Journal,20(2):98-106.

CAÇOLA P,2016. Physical and mental health of children with developmental coordination disorder[J]. Front Public Health,4:224.

CASTIELLO U,UMILTÀ C,1990. Size of the attentional focus and efficiency of processing[J]. Acta Psychol(Amst),73(3):195-209.

CHENGC H,JU Y Y,CHANG H W,et al.,2014. Motor impairments screened by the Movement Assessment Battery for Children-2 are related to the visual-perceptual deficits in children with developmental coordination disorder[J]. Res Dev Disabil,35(9):2172-2179.

CLARKC A C,PRITCHARD V E,WOODWARD L J,2010. Preschool executive functioning abilities predict early mathematics achievement[J]. Dev Psychol, 46(5):1176-1191.

CORBETTA M, AKBUDAK E, CONTURO T E, et al., 1998. A common network of functional areas for attention and eye movements[J]. Neuron, 21(4):761-773.

DAMENE J, BRUNIA C H, 1987. Precentral potential shifts related to motor preparation and stimulus anticipation: a replication [J]. Electroencephalogr Clin Neurophysiol Suppl, 40:13-16.

DAVISE E, PITCHFORD N J, LIMBACK E, 2011. The interrelation between cognitive and motor development in typically developing children aged 4-11 years is underpinned by visual processing and fine manual control[J]. Br J Psychol, 102:569-584.

DELGADO-LOBETE L, PÉRTEGA-DÍAZ S, SANTOS-DEL-RIEGO S, et al., 2020. Sensory processing patterns in developmental coordination disorder, attention deficit hyperactivity disorder and typical development[J]. Res Dev Disabil, 100:103608.

DEWEY D, KAPLAN B J, CRAWFORD S G, et al., 2002. Developmental coordination disorder: associated problems in attention, learning, and psychosocial adjustment[J]. Hum Mov Sci, 21(5/6):905-918.

DIMOSKA A, JOHNSTONE S J, 2007. Neural mechanisms underlying trait impulsivity in non-clinical adults: stop-signal performance and event-related potentials[J]. Prog Neuropsychopharmacol Biol Psychiatry, 31(2):443-454.

DUNCAN G J, DOWSETT C J, CLAESSENS A, et al., 2007. School readiness and later achievement[J]. Dev Psychol, 43(6):1428-1446.

DUNFORD C, STREET E, O'CONNELL H, et al., 2004. Are referrals to occupational therapy for developmental coordination disorder appropriate? [J]. Arch Dis Child, 89(2):143-147.

ESTERMAN M, ROSENBERG M D, NOONAN S K, 2014. Intrinsic fluctuations in sustained attention and distractor processing[J]. J Neurosci, 34(5):1724-

1730.

FALKENSTEIN M,HOHNSBEIN J,HOORMANN J,et al.,1991. Effects of cross-modal divided attention on late ERP components. II. Error processing in choice reaction tasks[J]. Electroencephalogr Clin Neurophysiol,78(6):447-455.

FAN D S P,LAM D S C,LAM R F,et al.,2004. Prevalence,incidence,and progression of myopia of school children in Hong Kong[J]. Invest Ophthalmol Vis Sci,45(4):1071-1075.

FARHAT F,MASMOUDI K,CAIRNEY J,et al.,2014. Assessment of cardiorespiratory and neuromotor fitness in children with developmental coordination disorder[J]. Res Dev Disabil,35(12):3554-3561.

FONTANI G,MAFFEI D,CAMELI S, et al., 1999. Reactivity and event-related potentials during attentional tests in athletes[J]. Eur J Appl Physiol Occup Physiol,80(4):308-317.

FORSTER S, NUNEZ ELIZALDEA O, CASTLE E, et al., 2015. Unraveling the anxious mind:anxiety,worry,and frontal engagement in sustained attention versus off-task processing[J]. Cereb Cortex,25(3):609-618.

FORTENBAUGHF C,ROBERTSON L C,ESTERMAN M,2017. Changes in the distribution of sustained attention alter the perceived structure of visual space[J]. Vision Res,131:26-36.

FRANCONERIS L,ALVAREZ G A,CAVANAGH P,2013. Flexible cognitive resources:competitive content maps for attention and memory[J]. Trends Cogn Sci,17(3):134-141.

FU S M,HUANG Y X,LUO Y J,et al.,2009. Perceptual load interacts with involuntary attention at early processing stages:event-related potential studies[J]. Neuroimage,48(1):191-199.

GAILLARDA W K,NÄÄTÄNEN R,1980. Some baseline effects on the CNV[J]. Biol Psychol,10(1):31-39.

GAZZALEY A,NOBRE A C,2012. Top-down modulation:bridging selective attention and working memory[J]. Trends Cogn Sci,16(2):129-135.

GEARYD C,2013. Early foundations for mathematics learning and their relations to learning disabilities[J]. Curr Dir Psychol Sci,22(1):23-27.

GEARY D C,MOORE A M,2016. Cognitive and brain systems underlying early mathematical development article in press[J]. Progress in Brain Research, 227:75-103.

GERMANOG D, REILHAC C, CAPELLINI S A, et al., 2014. The phonological and visual basis of developmental dyslexia in brazilian portuguese reading children[J]. Front Psychol,5:1169.

GOMEZ C M,DELINTE A,VAQUERO E,et al.,2001. Current source density analysis of CNV during temporal gap paradigm[J]. Brain Topogr,13(3):149-159.

GREENWOODP M,PARASURAMAN R,2004. The scaling of spatial attention in visual search and its modification in healthy aging[J]. Percep Psychophys,66(1):3-22.

GREENWOODP M,PARASURAMAN R,1999. Scale of attentional focus in visual search[J]. Percept Psychophys,61(5):837-859.

GREENWOODP M, PARASURAMAN R, ALEXANDER G E, 1997. Controlling the focus of spatial attention during visual search:effects of advanced aging and Alzheimer disease[J]. Neuropsychology,11(1):3-12.

GRISSMER D,GRIMM K J,AIYER S M,et al.,2010. Fine motor skills and early comprehension of the world:two new school readiness indicators[J]. Dev Psychol,46:1008-1017.

HANDY T C,MANGUN G R,2000. Attention and spatial selection:electrophysiological evidence for modulation by perceptual load[J]. Percep Psychophys,62(1):175-186.

HARROWELL I,HOLLÉN L,LINGAM R,et al.,2018. The impact of developmental coordination disorder on educational achievement in secondary school[J]. Res Dev Disabil,72(1):13-22.

HEINZEH J,MANGUN G R,BURCHERT W,et al.,1994. Combined spatial and temporal imaging of brain activity during visual selective attention in humans[J]. Nature,372(6506):543-546.

HILLYARD S A,ANLLO-VENTO L,1998. Event-related brain potentials in the study of visual selective attention[J]. Proc Natl Acad Sci U S A,95(3):781-787.

HILLYARDS A,VOGEL E K,LUCK S J,1998. Sensory gain control (amplification) as a mechanism of selective attention:electrophysiological and neuroimaging evidence[J]. Philos Trans R Soc Lond B Biol Sci,353(1373):1257-1270.

HOUWEN S,VAN DER VEER G,VISSER J,et al.,2017. The relationship between motor performance and parent-rated executive functioning in 3- to 5-year-old children:what is the role of confounding variables? [J]. Hum Mov Sci,53:24-36.

HYDE C,FUELSCHER I,ENTICOTT P G,et al.,2019. White matter organization in developmental coordination disorder:a pilot study exploring the added value of constrained spherical deconvolution[J]. Neuroimage Clin,21:101625.

JONESL A,SINNOTT L T,MUTTI D O,et al.,2007. Parental history of myopia, sports and outdoor activities,and future myopia[J]. Invest Opthalmol Vis Sci, 48(8):3524-3532.

KE L,DUAN W,XUE Y,et al.,2019. Developmental coordination disorder in chinese children is correlated with cognitive deficits [J]. Front Psychiatry, 13 (10):404-416.

KING-DOWLING S,MISSIUNA C,RODRIGUEZ M C,et al.,2015. Co-occurring motor,language and emotional-behavioral problems in children 3-6 years of age[J]. Hum Mov Sci,39:101-108.

KIRBY A,EDWARDS L,SUGDEN D,et al.,2010. The development and standardization of the adult developmental co-ordination disorders/dyspraxia checklist (ADC)[J]. Res Dev Disabil,31(1):131-139.

KITA Y,SUZUKI K,HIRATA S,et al.,2016. Applicability of the movement assessment battery for children – second edition to Japanese children: a study of the age band 2[J]. Brain Dev,38(8):706–713.

KWANM Y W,CAIRNEY J,HAY J A,et al.,2013. Understanding physical activity and motivations for children with developmental coordination disorder: an investigation using the theory of planned behavior[J]. Res Dev Disabil,34 (11):3691–3698.

LAWERMAN T F,BRANDSMA R,MAURITS N M,et al.,2020. Paediatric motor phenotypes in early–onset ataxia,developmental coordination disorder,and central hypotonia[J]. Dev Med Child Neurol,62(1):75–82.

LEONARDH C,BERNARDI M,HILL E L,et al.,2015. Executive functioning, motor difficulties,and developmental coordination disorder[J]. Dev Neuropsychol,40(4):201–215.

LIY C,WU S K,CAIRNEY J,et al.,2011. Motor coordination and health–related physical fitness of children with developmental coordination disorder: a three–year follow–up study[J]. Res Dev Disabil,32(6):2993–3002.

LICHTENSTEIN P,CARLSTRÖM E,RÅSTAM M,et al.,2010. The genetics of autism spectrum disorders and related neuropsychiatric disorders in childhood[J]. Am J Psychiatry,167(11):1357–1363.

LINGAM R,HUNT L,GOLDING J,et al.,2009. Prevalence of developmental coordination disorder using the DSM–IV at 7 years of age: a UK population–based study[J]. Pediatrics,123(4):e693–e700.

LUCASB R,ELLIOTT E J,COGGAN S,et al.,2016. Interventions to improve gross motor performance in children with neurodevelopmental disorders: a meta–analysis[J]. BMC Pediatr,16(1):193.

LUCK S J,HILLYARD S A,MOULOUA M,et al.,1994. Effects of spatial cuing on luminance detectability: psychophysical and electrophysiological evidence for early selection[J]. J Exp Psychol Hum Percept Perform,20(4):887–904.

LUNDY–EKMAN L,IVRY R,KEELE S,et al.,1991. Timing and force control deficits in clumsy children[J]. J Cogn Neurosci,3(4):367–376.

LUO Y J, GREENWOOD P M, PARASURAMAN R, 2001. Dynamics of the spatial scale of visual attention revealed by brain event-related potentials[J]. Brain Res Cogn Brain Res, 12(3):371-381.

LUO Y J, WEI J H, 1999. Cross-modal selective attention to visual and auditory stimuli modulates endogenous ERP components[J]. Brain Res, 842(1):30-38.

MACKEY S, CHAARANI B, KAN K J, et al., 2017. Brain regions related to impulsivity mediate the effects of early adversity on antisocial behavior[J]. Biological Psychiatry, 82(4):275-282.

MAGALHÃES L C, CARDOSO A A, MISSIUNA C, 2011. Activities and participation in children with developmental coordination disorder:a systematic review[J]. Res Dev Disabil, 32(4):1309-1316.

MANDICH A D, POLATAJKO H J, RODGER S, 2003. Rites of passage:understanding participation of children with developmental coordination disorder[J]. Hum Mov Sci, 22(4/5):583-595.

MANGUN G R, HILLYARD S A, 1991. Modulations of sensory-evoked brain potentials indicate changes in perceptual processing during visual-spatial priming[J]. J Exp Psychol Hum Percept Perform, 17(4):1057-1074.

MARTNEZ A, DIRUSSO F, ANLLO-VENTO L, et al., 2001. Putting spatial attention on the map:timing and localization of stimulus selection processes in striate and extrastriate visual areas[J]. Vision Res, 41(10/11):1437-1457.

MCADAM D W, 1966. Slow potential changes recorded from human brain during learning of a temporal interval[J]. Psychonomic Science, 6(9):435-436.

MCCALLUM W C, WALTER W G, 1968. The effects of attention and distraction on the contingent negative variation in normal and neurotic subjects[J]. Electroencephalogr Clin Neurophysiol, 25(4):319-329.

MCLEOD K R, LANGEVIN L M, GOODYEAR B G, et al., 2014. Functional connectivity of neural motor networks is disrupted in children with developmental coordination disorder and attention-deficit/hyperactivity disorder[J]. Neuroimage Clin,4:566-575.

MICHEL E, ROETHLISBERGER M, NEUENSCHWANDER R, et al., 2011. Development of cognitive skills in children with motor coordination impairments at 12-month follow-up[J]. Child Neuropsychol,17(2):151-172.

MISSIUNA C, CAIRNEY J, POLLOCK N, et al., 2014. Psychological distress in children with developmental coordination disorder and attention-deficit hyperactivity disorder[J]. Res Dev Disabil,35(5):1198-1207.

MISSIUNA C, GAINES R, MCLEAN J, et al., 2008. Description of children identified by physicians as having developmental coordination disorder[J]. Dev Med Child Neurol,50(11):839-844.

MISSIUNA C, POLLOCK N, EGAN M, et al., 2008. Enabling occupation through facilitating the diagnosis of developmental coordination disorder[J]. Can J Occup Ther,75(1):26-34.

NEUENSCHWANDER R, RÖTHLISBERGER M, CIMELI P, et al., 2012. How do different aspects of self-regulation predictsuccessful adaptation to school? [J]. J Exp Child Psychol,113(3):353-371.

NIUY N, WEI J H, LUO Y J, 2008. Early ERP effects on the scaling of spatial attention in visual search[J]. Progress in Natural Science,18(4):381-386.

NOMURA K, HASHIMOTO O, 2003. Developmental coordination disorder[J]. Phys Occup Ther Pediatr,20(39):509.

OGILVIE J M, STEWART A L, CHAN R C K, et al., 2011. Neuropsychological measures of executive function and antisocial behavior:a meta-analysis[J]. Criminology,49(4):1063-1107.

OGURA C, KOGA Y, SHIMOKOCHI M, 1996. Recent advances in event-related brain potential research[J]. Amsterdam Elsevier,27(13):1085-1088.

OLBRICH H M, MAES H, VALERIUS G, et al., 2002. Assessing cerebral dysfunction with probe-evoked potentials in a CNV task—a study in alcoholics[J]. Clin Neurophysiol,113(6):815-825.

PARK M, HOOD M M, SHAH R C, et al., 2012. Sleepiness,parkinsonian features and sustained attention in mild Alzheimer's disease[J]. Age Ageing,41(6): 765-770.

PFEUTY M,RAGOT R,POUTHAS V,2003. Processes involved in tempo perception:a CNV analysis[J]. Psychophysiology,40(1):69-76.

PFEUTY M,RAGOT R,POUTHAS V,2005. Relationship between CNV and timing of an upcoming event[J]. Neurosci Lett,382(1/2):106-111.

PIEKJ P,BAYNAM G B,BARRETT N C,2006. The relationship between fine and gross motor ability,self-perceptions and self-worth in children and adolescents[J]. Hum Mov Sci,25(1):65-75.

PLAINIS S,MOSCHANDREAS J,NIKOLITSA P,et al.,2009. Myopia and visual acuity impairment:a comparative study of Greek and Bulgarian school children[J]. Ophthalmic Physiol Opt,29(3):312-320.

RELOBA-MARTÍNEZ S,REIGAL-GARRIDO R E,HERNÁNDEZ-MENDO A, et al., 2017. Efectos del ejercicio físico extracurricular vigoroso sobre la atención de escolares[J]. Journal of Sport Psychology,26:29-36.

REYNOLDS J E,LICARI M K,ELLIOTT C,et al., 2015. Motor imagery ability and internal representation of movement in children with probable developmental coordination disorder[J]. Hum Mov Sci,44:287-298.

RICON T,2010. Using concept maps in cognitive treatment for children with developmental coordination disorder[J]. Health,2(7):685-691.

RIGOLI D,PIEK J P,KANE R,et al.,2012. An examination of the relationship between motor coordination and executive functions in adolescents[J]. Dev Med Child Neurol,54(11):1025-1031.

RIVILIS I,LIU J,CAIRNEY J,et al.,2012. A prospective cohort study comparing workload in children with and without developmental coordination disorder[J]. Res Dev Disabil,33(2):442-448.

ROEBERSC M,RÖTHLISBERGER M,CIMELI P,et al.,2011. School enrolment and executive functioning:a longitudinal perspective on developmental changes, the influence of learning context and the prediction of pre-academic skills[J].

Eur J Dev Psychol,8(5):526-540.

ROSEK A,MORGAN I G,IP J,et al.,2008. Outdoor activity reduces the prevalence of myopia in children[J]. Ophthalmology,115(8):1279-1285.

ROSENBERGM D,FINN E S,SCHEINOST D,et al.,2016. A neuromarker of sustained attention from whole-brain functional connectivity[J]. Nat Neurosci,19(1):165-171.

ROSENBLUM S,MARGIEH J A,ENGEL-YEGER B,2013. Handwriting features of children with developmental coordination disorder—results of triangular evaluation[J]. Res Dev Disabil,34(11):4134-4141.

SHEN X,2006. P300 and response time from the colored Kanji Stroop task[J]. Int J Neurosci,116(12):1481-1490.

SIBLEY B A,ETNIER J L,2003. Therelationship between physical activity and cognition in children:a meta-analysis[J]. Pediatric Exercise Science,15(3):243-256.

SIGMUNDSSON H,WHITING H T,INGVALDSEN R,1999. 'Putting your foot in it'! A window into clumsy behaviour[J]. Behav Brain Res,102(1/2):129-136.

SILVER H, FELDMAN P, 2005. Evidence for sustained attention and working memory in schizophrenia sharing a common mechanism[J]. J Neuropsychiatry Clin Neurosci,17(3):391-398.

SMITHS E, CHATTERJEE A, 2008. Visuospatial attention in children[J]. Archives of Neurology,65(10):1284-1288.

SOMERSD C,DALE A M,SEIFFERT A E,et al.,1999. Functional MRI reveals spatially specific attentional modulation in human primary visual cortex[J]. Proc Natl Acad Sci U S A,96(4):1663-1668.

SONG W Q,LI X Y,LUO Y J,et al.,2006. Brain dynamic mechanisms of scale effect in visual spatial attention[J]. Neuroreport,17(15):1643-1647.

STAUB B,DOIGNON-CAMUS N,BACON E,et al.,2014. Investigating sustained attention ability in the elderly by using two different approaches:inhibiting ongoing behavior versus responding on rare occasions[J]. Acta Psychol(Amst), 146(1):51-57.

TALLET J,ALBARET J M,BARRAL J,2013. Developmental changes in lateralized inhibition of symmetric movements in children with and without developmental coordination disorder[J]. Res Dev Disabil,34(9):2523-2532.

TALSMA D,MULCKHUYSE M,SLAGTER H A, et al.,2007. Faster, more intense! The relation between electrophysiological reflections of attentional orienting,sensory gain control,and speed of responding[J]. Brain Res,1178:92-105.

TAYLORM J,2002. Non-spatial attentional effects on P1[J]. Clin Neurophysiol, 113(12):1903-1908.

TECCE J J,1972. Contingent negative variation (CNV) and psychological processes in man[J]. Psychol Bull,77(2):73-108.

THORNTON S,BRAY S,LANGEVIN L M,et al.,2018. Functional brain correlates of motor response inhibition in children with developmental coordination disorder and attention deficit/hyperactivity disorder[J]. Hum Mov Sci,59: 134-142.

TOOTELLR B,HADJIKHANI N,HALL E K,et al.,1998. The retinotopy of visual spatial attention[J]. Neuron,21(6):1409-1422.

TSAIC L,PAN C Y,CHERNG R J,et al.,2009. Dual-task study of cognitive and postural interference:a preliminary investigation of the automatization deficit hypothesis of developmental co-ordination disorder[J]. Child Care Health Dev,35(4):551-560.

TSAIC L,PAN C Y,CHERNG R J,et al.,2009. Mechanisms of deficit of visuospatial attention shift in children with developmental coordination disorder:a neurophysiological measure of the endogenous Posner paradigm[J]. Brain Cogn,71(3):246-258.

TSAIC L,WU S K,2008. Relationship of visual perceptual deficit and motor impairment in children with developmental coordination disorder[J]. Percept Mot

Skills,107(2):457-472.

TSAIC L,YU Y K,CHEN Y J,et al.,2009. Inhibitory response capacities of bilateral lower and upper extremities in children with developmental coordination disorder in endogenous and exogenous orienting modes[J]. Brain Cogn,69 (2):236-244.

VAIVRE-DOURET L,LALANNE C,INGSTER-MOATI I,et al.,2011. Subtypes of developmental coordination disorder:research on their nature and etiology[J]. Dev Neuropsychol,36(5):614-643.

VAN DEN BERGS M,WILLEMSEN G,DE GEUS E J C,et al.,2006. Genetic etiology of stability of attention problems in young adulthood[J]. Am J Med Genet B Neuropsychiatr Genet,141B(1):55-60.

VAN DEN BOER M,DE JONGP F,2018. Stability of visual attention span performance and its relation with reading over time[J]. Scientific Studies of Reading,22(5):434-441.

VAN DEN BOER M,VAN BERGEN E,DE JONGP F,2014. Underlying skills of oral and silent reading[J]. J Exp Child Psychol,128:138-151.

VAN DEN BOER M,VAN BERGEN E,DE JONGP F,2015. The specific relation of visual attention span with reading and spelling in Dutch[J]. Learning and Individual Differences,39:141-149.

VAN DER LINDE B W,VAN NETTEN J J,OTTEN B,et al.,2015. Activities of daily living in children with developmental coordination disorder:performance, learning,and participation[J]. Phys Ther,95(11):1496-1506.

VOGELE K,LUCK S J,2000. The visual N1 component as an index of a discrimination process[J]. Psychophysiology,37(2):190-203.

WILLIAMS J,THOMA P R,MARUFF P,et al.,2008. The link between motor impairment level and motor imagery ability in children with developmental coordination disorder[J]. Hum Mov Sci,27(2):270-285.

WILSONP H,MARUFF P,LUM J,2003. Procedural learning in children with developmental coordination disorder[J]. Hum Mov Sci,22(4/5):515-526.

WILSON P H, RUDDOCK S, SMITS-ENGELSMAN B, et al., 2013. Understanding performance deficits in developmental coordination disorder: a meta-analysis of recent research[J]. Dev Med Child Neurol, 55(3): 217-228.

WILSONP H, MARUFF P, MCKENZIE B E, 1997. Covert orienting of visuospatial attention in children with developmental coordination disorder[J]. Dev Med Child Neurol, 39(11): 736-745.

WU S K, LIN H H, LI Y C, et al., 2010. Cardiopulmonary fitness and endurance in children with developmental coordination disorder[J]. Res Dev Disabil, 31(2): 345-349.

ZHANG Q, LIANG T F, ZHANG J F, et al., 2018. Electrophysiological evidence for temporal dynamics associated with attentional processing in the zoom lens paradigm[J]. Peer J, 6: e4538.

ZOUBRINETZKY R, COLLET G, SERNICLAES W, et al., 2016. Relationships between categorical perception of phonemes, phoneme awareness, and visual attention span in developmental dyslexia[J]. PLoS One, 11(3): e0151015.

ZWICKERJ G, HARRIS S R, KLASSEN A F, 2012. Quality of life domains affected in children with developmental coordination disorder: a systematic review[J]. Child Care Health Dev, 39(4): 562-580.

ZWICKERJ G, MISSIUNA C, HARRIS S R, 2012. Developmental coordination disorder: a review and update[J]. Eur J Pediatr Neurol, 16(6): 573-581.

ZWICKERJ G, MISSIUNA C, HARRIS S R, et al., 2011. Brain activation associated with motor skill practice in children with developmental coordination disorder: an fMRI study[J]. Int J Dev Neurosci, 29(2): 145-152.